AF385164

LETTRES

SUR

LE NOUVEAU SYSTÊME

DE LA VOIX,

ET

SUR LES ARTERES

LYMPHATIQUES.

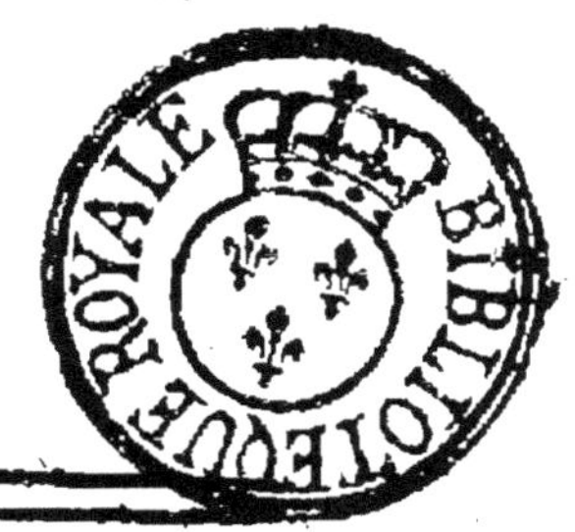

M. DCC. XLVIII.

A M. GUNS,

Professeur d'Anatomie à Leipsic.

VOICI un Ouvrage qui nous intéresse presque également. Nous avons étudié l'Anatomie sous deux Maîtres que nous respections. On veut flétrir la mémoire de l'un : on tâche de dégrader l'autre qui nous promettoit tant d'heureux travaux. On attaque injustement ces deux hommes illustres dans des Brochures qui ne sont pas sans doute venues jusqu'à vous. Il n'y a que la malignité qui les ait répandues ici : mais si le Public les a connues, il leur a rendu justice en les oubliant.

Les libelles portent avec eux leur réponse. Plus ils sont insultans, moins ils sont injurieux. En vain paroissent-ils sous l'autorité de quelques Censeurs peu difficiles : ces Censeurs méritent d'être censurés eux - mêmes : ils abusent d'un titre qui les oblige à réprimer la licence qu'ils favorisent. Il n'y a qu'un certain P. qui ait pû croire que de tels écrits étoient dignes de fon approbation : mais qui ofe les approuver eft plus coupable que l'Auteur même.

Ce n'eft point le reffentiment qui m'anime ; nul intérêt ne m'engage à écrire : mais jugez vous-même de ces écrits où M. N. fe croit difpenfé de tout ménagement, où il ne fert pas même la paffion qui les dicte, puifqu'il ne fçait pas la cacher ; car que prouvent les termes infultans, ou les imputations fans preuve ? l'impuiffance de fe defendre autrement, l'amour propre le plus fenfible qui ne voit que des outrages dans les raifons qui le bleffent, & auxquelles il ne peut répondre. Voici le ton de ces écrits qui ne font qu'un tiffu d'invectives.

« Il y a, dit-on, une Société qui s'eft
» formée dans cette Capitale, Société téné-
» breufe, jaloufe de tout mérite, incapable
» elle-même d'exciter aucune envie. Les
» membres qui la compofent font convenus
» entr'eux de déprimer tout mérite qui les
» offufque ; en conféquence les uns forgent
» des calomnies, les autres les rédigent,
» tous s'occupent à les reprendre..... Tant
» d'horreurs font voir, à la honte de la pro-
» feffion, qu'elle a dans fon fein des *mon-*
» *ftres* dont l'humanité même rougit : mais
» quittons ces objets odieux, &c. »

Dans ce portrait il n'échappe à M. N. que

(5)

des injures vagues ; elles ne tombent que
sur une conspiration imaginée par la va-
nité. L'Auteur s'annonce comme un personnage qui a mérité la jalousie des Sçavans. Ce n'est pas un Ecrivain seul qui s'é-
léve contre lui, c'est une *Société conjurée , un
Triumvirat* , &c. Mais quels sont les Conjurés ? les voici.

C'est M. Hunaud dont M. N. ne rem-
placera ni l'esprit, ni le sçavoir ; c'est un
grand géométre, avec lequel il a osé entrer en dispute en bégayant des calculs
que M. C. lui dictoit ; c'est M. Bertin
qu'il traite de *manœuvre*, de simple *pro-
secteur ;* ce sont enfin des Académiciens
dont il ne respecte ni les places, ni la
personne. Il ne voit en eux que *ruses ,
supercheries , ambition dévorante , noirceur.*
Si M. N. ne les avoit nommés ou indi-
qués, le Public les auroit-il reconnus sous
des traits qui leur sont si étrangers ?

De tels excès justifient les reproches
qu'on a faits à l'Auteur, décréditent son
témoignage, excusent la dureté des réponses qu'il mérite. En vain pour se cacher re-
jette-t-il sur un disciple l'indécence de ses
libelles ? Ne connoît-on pas ces artifices
grossiers ? Il y a des hommes officieux qui
prêtent leur nom à la passion des autres.
Hardis, parce qu'ils ne hasardent rien , ils

A 3

font trop heureux d'être connus, ou d'être foupçonnés : mais fous le nom d'un difciple on ne connoît que le génie du Maître qui l'infpire.

Que penferiez-vous de ce Maître, fi je pouvois vous prouver que, pour fe traveftir en homme fingulier, il fuppofe avec affurance *les faits les plus faux* ; qu'il ne rougit pas de tronquer les *paffages* des livres les plus connus ; qu'on ne peut s'en rapporter à fon témoignage fur aucune *obfervation d'anatomie*, c'eft-à-dire, fur un art auquel il eft honteux de fe livrer pour y chercher des reffources mercénaires, plûtôt que pour le cultiver. Voici des preuves qui ne font pas fufpectes ; elles ne doivent leur force qu'aux écrits mêmes de M. N.

Auriez-vous cru, Monfieur, qu'un Académicien ofât en impofer à l'Académie ; qu'il ofât publier fous le nom de ce Corps illuftre, des faits dont l'impudence feule peut ne pas rougir ? *Tout le monde croyoit,* dit M. N. *qu'on ne pouvoit rendre fonore l'organe de la voix, quand il n'eft plus animé par le principe de la vie : l'entreprife étoit difficile* (a), ajoûte-t-il ; *cependant je réfolus de le tenter.* Tout le monde croyoit, &c. Peut-on parler avec cette affurance ? tandis

____

(a) L'entreprife eft fi difficile que les enfans tirent du fon de la trachée-artere des oyes.

que plusieurs Physiciens ont tiré des sons
de la glotte, tandis que leurs expériences
font rapportées dans des livres qui font
sous les yeux des écoliers mêmes. *Aërem
exprimendo ex pulmone ranæ fit ololygo*, Mu-
RALT. . . . *In quadrupedibus urgendo aërem per
asperam arteriam impulsum, ut ex glotide exeat
etiam resectâ larynge vox oritur*, SCHELLAMER.
*In anfere, inflatâ asperâ arteriâ aër ex glotide
prodeuns producit* anferinam vocem. FABRI-
CIUS *ex difcipuli experimento quod imitatus est*
PERALTUS. *Et paffim lege*, HALLER, &c.

Mais cette fauffeté peut être excufée par
l'ignorance. En voici une où l'on ne fçauroît
accufer que la mauvaife foi. J'avois eu recours au témoignage d'Hovius pour prouver que les arteres lymphatiques de l'uvée
n'étoient pas inconnues aux Anatomiftes ;
mais qui ne fçait, dit M. N. *qu'il traite lui-même
de fictions poëtiques, les* prétendues *découvertes
qu'il avoit débitées avec tant d'affurance ?* Or
quelle eft la preuve fur laquelle on attribue
à cet Ecrivain des fentimens fi injurieux à
lui-même ? la voici : *Oculorum fcaturigines &
ductus ; Phœbi filius, tractavi & nimio mentis
ardore pegafeo volatu cœlum petii.* Voilà le
paffage rapporté par M. N. Mais pour tromper fes Lecteurs, il fupprime ce qui fuit im-
médiatement. *Verùm magno conatu cum Phaë-
tonte non cecidiffe gaudeo.* Hovius a pris l'ef-

fort ; il se félicite de n'avoir pas fait de *chûte.* Est-ce-là traiter de *fictions* ses propres découvertes ? Telles sont les citations dont M. N. ornera les Mémoires de l'Académie.

Cet Ecrivain n'est pas moins suspect sur les faits anatomiques. On lui avoit objecté *qu'il y avoit dans chaque côté un muscle attaché fortement à la membrane qui forme la glotte & qui la couvroit.* Que dit M. N. là-dessus ? voici sa réponse. *Il plaît à notre Censeur de supposer ce muscle très-fort qu'il a oublié d'écrire : il sera sans doute le sujet de quelque belle dissertation, c'est une espece de comete qu'il annonce aux Anatomistes.*

Ne croiroit-on pas après cette plaisanterie délicate, que M. N. parle avec cette assurance que les lumieres seules peuvent inspirer ; que ce double muscle est véritablement un muscle imaginaire, dont les Anatomistes n'ont jamais parlé, ou qu'ils n'ont jamais vû ? Mais on en appelle à la dissection. En cas que M. N. ne connût pas ce tribunal, on en appelle à M. Winslow. Ces muscles qu'on n'a pas voulu décrire, parce qu'ils sont décrits, sont les *thiroaryténoïdiens,* muscles connus de tout le monde. *Chacun de ces muscles,* dit ce grand Anatomiste, *couvre dans quelques sujets presque tout le côté de la glotte.*

M. N. se rendra-t-il au témoignage de

M. Winslow. Il l'a été, quand ses déci-
sions lui ont paru favorables. Mais tels
sont ses jugemens ; ils varient selon ses intérêts. Voici une de ces variations qui doivent rassurer ceux qu'il condamne, &
qui ne doivent pas flatter ceux qu'il loue.

Il s'agit *des arteres lymphatiques de l'uvée.*
Il y a lieu de croire, dit-il, *qu'on les avoit*
apperçûes sans les connoitre. L'idée des fibres
que plus d'un illustre Anatomiste ont attribuées
à la face antérieure de l'uvée, ne seroit-elle
pas fondée là-dessus ? A la suite de plusieurs
Ecivains célébres qu'il cite, il place M. *Ho-*
vius.

Mais les objections tirées des écrits de ce
Médecin devinrent pressantes contre M. N.
Dès-lors cet Hovius ne mérite plus d'être
cité. *Il est fort singulier*, dit M. N. *qu'on s'avise*
de produire l'autorité d'un homme tel que Ho-
vius. Croiroit on que le Monde Anatomiste
ignore que l'ouvrage de cet Auteur n'est qu'un
tissu de fables.

L'immortel Ruisch n'est donc pas compté
parmi le Monde Anatomiste ; car il a revendiqué avec amertume, ce que Hovius a dit
sur les arteres lymphatiques de l'uvée. Ce
grand homme n'a donc revendiqué qu'un
tissu de fictions : mais M. N. lui même est-il
de ce Monde qu'il connoît si mal, & qu'il
juge avec tant de hauteur ?

L'efprit & le cœur accoûtumés à s'écarter de la vérité n'ont plus de frein. Un écart en annonce un autre, ou autorife au moins tous les foupçons. Mais, s'il eft fâcheux d'être foupçonné, il l'eft encore davantage d'être accufé. M. N. n'ignore pas ce qu'on reproche à fon induftrie qui n'eft pas encore bien juftifiée. Elle a, dit-on, pouffé un peu trop loin l'ufage de ce ruban qu'on ne croyoit pas trouver dans une trachée-artere.

Examinons avec impartialité ce reproche vrai ou faux. Quelle eft la main induftrieufe qui a gliffé un ruban dans la trachée-artere pour en tirer des fons qu'elle refufoit ? Je n'accuferai perfonne : les faits feront les feuls accufateurs & les témoins.

Mais peut-être ne connoiffez-vous pas les reffources qu'on peut trouver dans ce ruban. Rappellez-vous donc cet inftrument que M. N. a préfenté à l'Académie, qu'il a décrit avec tant de foin, qu'*il a découvert*, dit-il, *non parmi les chefs-d'œuvres de l'art, mais parmi les jeux de l'enfance, qui étoit enfin l'objet des vœux de deux grands hommes, Merfene & Kirker.* Le croiriez-vous, Monfieur, cet inftrument qui eft une efpéce de glotte, où un ruban peut former des fons, eft le fifflet de *Polichinelle.*

C'eft ce *fifflet* ou ce *ruban*, qui a fait tant

(11)

de bruit parmi les Sçavans, & qui est le
fond d'un procès littéraire, procès où il
n'y a pas moins de chicane, de subterfuge,
& de mauvaise foi que dans la plûpart des
autres ; car la supposition de ce *ruban* n'est-
elle pas une *supercherie* insigne. Pour justifier M. N. j'ai insinué dans ma lettre que le
hazard avoit introduit ce *ruban* dans la
trachée-artere : je m'étois trompé ; il n'y a
point de hazard dans ce qui vient de lui.
Il est de si mauvaise humeur, qu'il veut
trouver un coupable ; mais ne l'avoit-on
pas trouvé ?

Pour écarter donc les soupçons, M. N.
accuse M. H. La *calomnie*, l'*imposture*, le
crime, *scelus*, sont les noirceurs dont il est
chargé dans ce libelle. Toutes ces injures
atroces sont à la page 32, 33, &c. &
c'est M. Pousse qui les a approuvées. Les
traits *un peu vifs* qu'il a remarqués dans ces
insultes, ne passent pas, dit ce Pousse, les
bornes prescrites. Qu'on juge par-là des
bornes de sa modération !

On ne peut pas dire que ce ne soit M. H.
qu'on a voulu charger d'un tel opprobre.
Il est désigné & même nommé. J'avois dit
que mes expériences avoient été faites
sous ses yeux, *& que le Public regretera long-*
tems la perte de cet Anatomiste. Quelle *im-*
prudence, réplique M. N. *de rappeller un fait ;*

c'eſt-à-dire, la ſuppoſition du ruban , *qui a excité l'indignation du Public contre un homme que le Cenſeur dit être ſi digne de regrets !*

Il eſt vrai qu'une telle ſuppoſition mérite l'indignation du Public : mais ſur qui cette indignation doit-elle tomber ? Il n'y a que deux hommes qui puiſſent partager cet opprobre de la littérature : on les connoît : l'un accuſe l'autre qui eſt mort. Quel eſt le coupable ? N'eſt-il pas certain que l'innocence de celui qui accuſe ſera au moins *douteuſe*. C'eſt ce que je vais prouver , non par des conjectures , mais par les raiſons les plus évidentes, par les intérêts & par les circonſtances.

Ce n'eſt pas cependant ſans regret que j'entre dans cette diſcuſſion odieuſe, qui laiſſera toûjours un *ſoupçon* preſqu'auſſi flétriſſant que la *conviction*. Mais M. N. ne doit ſe plaindre que de lui-même ; il a écrit ; il a accuſé ; c'eſt lui qui me force à répondre.

D'abord ce fut M. N. qui fut accuſé ; c'eſt-là un fait certain , & un préjugé peu favorable pour lui. Sur quel fondement étoit appuyée une telle accuſation ? le voici. On trouva un ruban dans un larinx apporté par cet Anatomiſte : il étoit adroitement attaché avec une épingle. Malheureuſement dans les expériences , un bout du ruban parut à travers la glotte ; M. H. ſurpris le

ſaiſit

faifit devant toute l'affemblée ; il le tira
enfin non fans difficulté : l'auroit-il tiré
ainfi, s'il l'y avoit introduit?

M. N. encore plus furpris déroba auffi-
tôt ce ruban à la vûe des Affiftans, *& le*
mit à la poche. Or un tel ruban ne lui
étoit ni inutile, ni inconnu. Il pouvoit
favorifer les fons de la glotte ; elle n'eft
elle-même, felon M. N. qu'un double ruban ; elle n'eft fonore que comme ce ruban,
lorfqu'il forme les fons dans ce *fifflet* mer-
veilleux préfenté à l'Académie. Enfin c'eft
ce ruban qui eft la fource & la bafe de la
prétendue découverte de M. N. C'eft,
pour ainfi dire, le modéle que la Nature
a fuivi dans l'organe de la voix. Qui eft-
ce donc qui a dû avoir recours à une telle
fupercherie, fi malheureufement découverte?
A qui étoit-elle utile ou néceffaire?

Quelles font les preuves qui chargent
M. H. Il étoit jaloux, dit-on : mais M. N.
l'étoit-il moins ? C'eft pourtant cette jaloufie qu'une telle découverte ne pouvoit
pas exciter, & que M. N. croyoit mériter :
c'eft cette jaloufie feule qui peut jetter des
foupçons fur M. H. Aucun témoin ne dé-
pofa & ne dépofe contre lui ; M. N. eft
le feul, & il ne doit pas être écouté. Son
témoignage n'eft-il pas trop intéreffé ? l'ac-
cufation en elle-même n'eft-elle pas fuf-

pecte ? car ne fut-elle pas trop tardive , puifqu'il eft certain que M. N. nia la fupercherie pendant fix mois ? Mais le Public étoit toûjours prévenu ; il falloit détourner fon indignation par quelque artifice : Or fi M. N. avoit ofé fuppofer le ruban , le fcrupule auroit-il eu affez de force fur fon efprit pour ne pas lui permettre de rejetter fur M. H. une telle fupercherie ? Le pas étoit bien gliffant , M. N. étoit dans la néceffité de fe juftifier ou d'être flétri.

Tout fe réduit donc non aux imputations de M. N. accufateur trop fufpect , mais aux premieres preuves , aux circonftances , au jugement des Académiciens : Or ils font trop réfervés pour accufer M. N. & trop équitables pour accufer M. H. Ils fe fouviennent que l'affemblée étoit nombreufe ; le Chef de la Juftice , les Miniftres y affiftoient ; toute l'Académie formoit un cercle autour d'une table expofée au grand jour. Comment prendre un larinx ? Comment fous tant d'yeux ouverts y infinuer ce ruban ? Pour l'avoir préparé , il falloit prévoir qu'on porteroit des larinx, où ce ruban pût être caché. Il fera donc toûjours douteux, fi M. N. qui a accufé M. H. n'eft pas le feul qui puiffe être foupçonné.

Le mauvais fuccès des expériences confirme ce doute ; quoique M. N. ne manque pas d'invention , elles n'ont pas réuſſi : perſonne ne vit ce qu'on avoit annoncé dans l'aſſemblée de l'Académie. On entendit ſeulement une eſpéce de mugiſſement ; on l'auroit entendu en ſoufflant dans une corne : mais ce n'étoit pas là ce qu'on cherchoit. On vouloit entendre les ſons différens des *cordes* de la glotte , l'octave , la tierce , la quinte , en un mot ce violon *dont l'air eſt l'archet* , ſelon M. N. Malheureuſement les tentatives furent inutiles. C'eſt un fait certain que les expériences de M. N. ne furent regardées que comme des expériences manquées , ou qui ne pouvoient pas réuſſir : j'en appelle à toute l'Académie.

Long-tems après , M. N. voulut encore réitérer ces expériences : ce ne fut pas ſans neceſſité , le mépris , l'indignation , les railleries du Public exigeoient quelque nouvelle tentative ; tout étoit donc préparé chez M. N. avec le plus grand ſoin. MM. de Reaumur , de Maupertuis , du Hamel , de Mairan , de Gua s'y rendirent , mais inutilement : on n'oſeroit en appeller au témoignage de ces Phyſiciens. Le plus favorable dit qu'*il avoit entendu* QUELQUE CHOSE (ce ſont ſes termes) ; *mais qu'il avoit entendu des* CHOSES CONTRAIRES. Ainſi tous les ſuccès de

B 2

M. N. se réduisent à *quelque chose* contraire à *quelques choses.*

Depuis ce tems, pour me servir des expressions de M. N. « les efforts qu'il fit lui
» réussirent si mal, que las de fatiguer les
» oreilles sçavantes, il n'adressa plus ses dis-
» cours qu'à certains amis, ou à ces disci-
» ples, c'est-à-dire, à ceux qui, comme
» parle Ciceron, *desinunt suum judicium adhi-*
» *bere, & id habent ratum quod ab eo judicatum*
» *vident.* » Que M. N. me pardonne ces applications ; il les aime ; ses libelles en sont semés ; il y en a de fort recherchées. Par exemple, *Parturient montes, dit-il, & nascetur ridiculus mus, dignum patellâ operculum;* & d'autres semblables gentillesses, comme les *Cabricias arci, thurum catalamus* d'un personnage boufon de Moliere. Ce sont-là les traits de la fine plaisanterie de M. N. Il verra au moins que ce sont des armes dont on peut également se servir contre lui : mais je les lui abandonne ; il y a un droit fondé sur son choix.

Le caractere d'esprit, ne prouve-t-il pas, dira-t-on, l'innocence de M. N. Il dit de lui même par la bouche de son disciple, que *la candeur & la modestie font son caractere.* Voici des témoins de cette modestie & de sa modération : M. Petit le Médecin accusé d'être son plagiaire, M. Hunaud déchiré sans ménagement, M. Bertin traité de *professeur*, de *garçon dissequeur*. C'étoit l'expression ordinaire de M. N. J'en appelle à M. T.

Ce ne sont pas là les seuls traits de la modestie de M. N. Connoissez-vous le ton qu'il prend dans les disputes ? Pour le mieux sentir, mettez-vous, je vous prie, à sa place : mais ne vous effrayez pas de cette proposition ; je n'ai point de reproches à vous faire sur quelque ruban ou sur quelque citation suspecte.

Figurez-vous donc que vous entrez en lice avec un célébre Professeur en Médecine ; qu'il s'éleve quelque dispute entre vous & un des plus grands Géométres. Diriez-vous à l'un que *vous en avez plus appris en dormant qu'il n'en a appris en veillant ?* Répondriez-vous à l'autre *que vous en avez plus oublié qu'il n'en a jamais sçû.* Il faut avouer, que si vous avez de telles idées de vous-même, votre modestie ne vous cacheroit pas votre mérite.

Vous n'auriez pas cru que tout jusqu'au *sommeil* même & à *l'oubli* pût être pour M. N. un sujet d'éloge : mais il a encore des ressources bien plus singulieres pour faire sentir son mérite. Tel est son goût pour les fables & les fictions. *Il est*, dit

B 3

cet homme modeste, *le rival de Prométhée ;*
il a prêté aux cordes du larinx le feu, & rendu
la vie que la Nature leur avoit ôtée. Les rap-
ports de ces *Prométhées* ne sont-ils pas
bien marqués ? L'ancien déroba le feu aux
cieux, celui-ci a soufflé inutilement dans
la trachée-artere d'un animal.

Ce n'est pas tout. Il ne lui suffit pas de
s'égaler à Prométhée ; il croit renfermer
en lui plusieurs grands personnages. Il
est, dit-il, un second *Linus :* aussi se nom-
me-t il toûjours un *grand homme,* un *sçavant.*
Après deux mille ans, il est le premier qui
ait osé *s'ouvrir une nouvelle route.* Il ne parle
dans ses libelles que de ses *découvertes.* Il
a eu le plaisir de faire afficher ses opinions sous ce titre dans toutes les rues de
Paris. Il sent tout le prix de ses productions.
Malgré sa modestie, il a souvent avoué que
ce sont les découvertes les plus importantes
qu'on ait faites depuis qu'on connoît la circulation.

Rempli de ces idées flatteuses est-il
surprenant qu'il ne voye par-tout que des
conjurations contre lui ? Mais de quel œil
regarde-t-il les Conjurés ? il les voit tous
à ses pieds. *Ce sont des hommes,* dit il, *qui*
veulent lui prêter leur inhabileté & leurs vices.
Ils sont couverts de honte & de confusion. Ceux
qui ont lutté ouvertement contre lui, sont vain-

cus : *ils n'osent reparoître après leur défaite.*
Dans la Lettre contre le Mémoire sur la
voix, *quels raisonnemens vuides de sens, quelles
chimeres, quelle absurdité, quelle ignorance !*
Tels sont les traits familiers à M. N. Ce
sont des raisons pour lui ; mais en les li-
sant : *Nonne tibi audire videris ludi magistrum
obstrepentem conviciis non ratione pugnantem,
& tanquam ex alto fastigio alios judicantem &
aspernantem.*

Si le nouveau Prométhée ne manque
pas d'invention, la modestie *qui fait*, dit-il,
son caractere, ne manque point d'adresse. Il
a voulu confondre ses intérêts avec ceux de
l'Académie. Il raconte dans la page 31 l'histoire *du ruban :* mais après l'avoir commen-
cée, il a (*a*) l'industrie de renvoyer par une
parenthèse à M. de Mairan. On diroit d'a-
bord que c'est ce Physicien qui le justifie.

Pour en mieux imposer encore à des
esprits faciles à persuader , il en appelle
hardiment au tribunal des sciences. Sa découverte *est placée*, dit-il, *dans les Fastes*

(*a*) Voici comme il raconte le fait : M. N. fit d'abord
dans la séance dont on parle , plusieurs expériences très-
décisives dont l'illustre Secrétaire de l'Académie (M. de
Mairan) rend en partie compte dans l'Histoire de 1741.
Comme le larinx dont M N. s'étoit servi étoit meurtri par
les opérations auxquelles il venoit de l'employer, ce Médecin voulant passer à de nouvelles expériences , se fit
donner un nouveau larinx que deux personnes avoient
manié, &c. pag. 30 & 31.

de l'Académie. Elle a voulu qu'on fçût par la bouche de fon Sécretaire, le témoignage qu'elle avoit rendu aux expériences . . . Tout ce qui les combat attaque l'honneur de ce Corps, l'honneur de tant de perfonnes illuftres, l'honneur du Public, l'intérêt des fciences ; c'eft pour cela, ajoûte-t-il, *qu'il defcend dans l'aréne.*

Ne diroit-on pas qu'en defcendant ainfi dans l'*aréne* avec tant d'affurance, M. N. parle à des hommes qui ignorent les maximes de l'Académie ? Ne fçait-on pas que ce Corps illuftre ne garantit point les Ouvrages de ceux qui le compofent ; qu'il publie même des Ouvrages contraires. Tels font les ouvrages de M. Dodart & de M. N. fur la voix, les Mémoires de M. Meri & de M. Duverney fur le trou oval, ceux de M. Winflow & de M. le Meri fur le même fujet & fur les monftres, les mefures de M. Picard, de M. Caffini & des Académiciens du Nord.

Cette illuftre Société raffemble les faits mêmes qui paroiffent fe détruire. Il fuffit que ce foit des faits. La feule injure qu'on puiffe lui faire, c'eft d'abufer de fa confiance, & d'ofer lui en impofer. Mais je défie M. N. de tirer de l'Académie affemblée un témoignage qui garantiffe le fuccès ou la vérité de fes expériences, *qui assure qu'on ne sçauroit les révoquer en doute ;* qu'elles ruinent sans ressource les idées de M. Dodart ; que sa nouvelle théorie est la vraie théorie de la formation de la voix & de la variété des sons & des tons.

Autre preuve de l'adresse de M. N. C'est qu'il n'a pas voulu qu'on pût dans ses libelles lui reprocher son style (*a*). Il écrit comme il parle : mais avant de vous parler de la plume qu'il a empruntée, vous rappellerai-je ce qu'on disoit d'un Ecrivain ? On ne pouvoit pas, disoit-on, lui reprocher cette briéveté, ou cette précision avare de paroles, & qui fatigue l'esprit par des raisons trop pressées.

(*a*) On ne connoît peut-être pas l'élégance du style de M. N. Voici un échantillon qui fera plaisir aux Lecteurs, & qui est tiré d'un nouveau Traité des maladies de l'uréthre. « Nous certifions que nous trouvant par oc
» casion chez M. D. nous fûmes témoins de l'état où se
» trouvoit M***. *qui s'est* venu confier à ses soins, *le*
» *quel s'est trouvé* atteint *à la suite* d'une gonorrhée qu'il
» avoit prise l'année 1724, *d'une* strangurie continuelle,
» *provenant* de carnosités qui lui bouchoient *si bien* le ca
» nal de l'uréthre que *ses* urines ne sortoient plus que goute
» à goute avec *de grands efforts*, & *la sonde* dont ce Chi
» rurgien se sert pour le traitement *de ces maux*, ne pou
» voit y entrer qu'*environ deux pouces*, à quoi se joignoit une
» *perle durné* involontaire qui suintoit du conduit. *Nous*
» *l'avons* ensuite vû sortir de ses mains *pissant*. . . . . . A
» Paris ce 6 Septembre 1747. *Signé* FERREIN » Que peut-on attendre d'un homme, qui ne sçait pas même construire ce qu'il écrit ? De tant de Chirurgiens qui ont approuvé le Livre de M. D. il n'y en a pas un qui n'ait donné une approbation mieux écrite, & plus sensée.

Tel étoit, difoit-on, fon caractere. Il parloit toûjours ; il difputoit fur tout ; il conteftoit tout ; il avoit tout fçû, Anatomie, Phyfique, Géométrie, Médecine, tout étoit de fon reffort ; vrai ou faux, il citoit toûjours ; c'étoit des problêmes qu'il propofoit fans ceffe, problêmes qui ne méritoient un tel nom que par l'obfcurité dont il enveloppoit les objets les plus connus : *Fluebat lutulentus ;* mais on ne pouvoit rien faifir dans fon obfcure profondeur. Vous qui le connoiffiez, Monfieur, reconnoiffez-vous M. N. à ces traits ?

Si fes difcours étoient tels , fes écrits auroient les mêmes défauts. Il eft vrai que P. y a jetté fon vernis de même que fur les Mémoires. C'eft lui qui les a traduits en françois ; c'eft à lui que M. N. a eu recours pour apprendre à les lire. Tous les foirs pendant huit jours, *il alla prendre le ton :* ce font les termes de Procope.

M. N. changea alors de perfonnage, comme vous voyez. L'ancien Linus qu'il a remplacé, *tira ,* dit-il, *l'harmonie des entrailles des animaux ;* ici c'eft P. qui tâche de tirer des fons harmonieux de la bouche de M. N.

Quelle fécondité inutile dans ces Ouvrages ! Un grand Volume *in-*12. contre une Lettre de 30 pages, Lettre mal écrite, obfcure , pleine d'abfurdités , vuide de fens, felon M. N. Ce qui n'eft pas moins furprenant, c'eft que dans ce grand Volume, qui étoit inutile, fi la Lettre eft fi méprifable, on ne trouve ni de nouvelles preuves , ni de nouvelles connoiffances. N'eft-ce pas expofer les expériences à de nouveaux foupçons ? Ce n'eft ni l'efprit, ni le fçavoir, ni la vérité, qui s'enveloppent fous des paroles inutilement entaffées ; c'eft l'efprit faux & diffus : il ne voit jamais les bornes des objets.

Il y avoit une voie plus fûre , mais plus difficile pour fermer la bouche à tous les Critiques. *Veni & vide* , difoit Ruifch à ceux qui avoient quelque doute. M. N. n'avoit qu'à réitérer fes expériences devant toute l'Académie, ou devant cinq ou fix Anatomiftes-Phyficiens. S'il avoit eu leur témoignage, toute jaloufie auroit été forcée à fe taire, le ruban auroit paru inutile. C'étoient-là des preuves certaines, plus fortes que les injures toûjours fi indignes d'un honnête homme.

Mais il étoit impoffible que M. N. juftifiât fes idées. Il falloit, s'il m'eft permis de parler ainfi , les femer obfcurement dans les couliffes & dans les ruelles. Il falloit obtenir par quelque artifice l'impreffion du *Mémoire* fur la Voix, Mémoire

(24)

qu'on ne vouloit pas publier, & qui s'eſt
gliſſé, je ne ſçai comment, parmi ceux qui
méritoient d'être donnés au Public. Malgré
ces reſſources que M. N. n'a pas négligées,
je le défie encore une fois d'oſer réitérer ſes expé-
riences devant l'Académie, ou devant des té-
moins éclairés, qui aſſurent que la découverte
prétendue eſt une vraie découverte, appuyée ſur
des faits avérés, qui ne ſouffrent aucun doute.

Il faut donc l'avouer ; M. N. eſt à plaindre. Ces preuves auxquelles il ne peut avoir
recours auroient fait évanouir d'autres reproches. Vous ſçavez que dans l'Académie
on a reproché à M. N. qu'il ignoroit la diſ-
fection, ſans laquelle il n'y a jamais eu d'A-
natomiſtes.

Il eſt vrai, dit-on, qu'un tel reproche
n'eſt pas ſans fondement. On dit que vous
aſſurez vous-même qu'il ne ſçauroit ſuivre
un filet de nerf : mais y penſez-vous, Mon-
ſieur ? Ne ſçavez-vous pas que c'eſt l'Anatomiſte qui veut être le ſucceſſeur des Duverney, des Winſlow, des Hunaud ? S'il arrive à leur place, ce ne ſeroit donc pas, ſelon vous, par la voie qui les y a conduits ?

Heureuſement pour lui, telle eſt notre
ſtérilité. M. Winſlow vieillit, M. Bertin
n'exiſte preſque plus ; il ne nous reſte que
M. Lieutaud, ſçavant ſans ambition. Con-
tent, loin de Paris, de l'approbation des
Sçavans,

Sçavans, il continue ses travaux. Quand la postérité verra les Ouvrages de ce Médecin & les Mémoires de M. N. elle pourra bien ne pas hésiter sur le choix : mais ses jugemens désintéressés sont souvent bien éloignés de nos idées. Un homme, qui, comme le disoit bien ou mal un grave personnage, *a été assez habile pour faire chanter les morts avec tant de succès*, pourroit bien avoir la préférence aujourd'hui malgré le jugement de la postérité.

Il ne me reste, Monsieur, qu'à me justifier sur cet Ouvrage ; il n'y a que l'exemple de M. N. qui puisse m'autoriser. J'ai été absent pendant quatre ans. A mon retour j'ai jetté les yeux sur le libelle de M. N. L'indignation m'a saisi. La Lettre que j'ai écrite sur la Voix méritoit-elle une telle reponse ? Je présente encore cette Lettre au Public. On y verra le vuide des réponses de M. N. Mais qu'il écrive désormais tant qu'il voudra, qu'il appelle à son secours les Montagnats, &c. on ne lui répondra que par de nouvelles éditions de l'histoire du ruban.

C

LETTRE
à M. D.......

M

Ce n'eſt point un eſprit de critique qui m'anime, je cherche des inſtructions, & non des défauts dans les Ouvrages des grands Maîtres.

Plein de vénération pour M. Dodart, j'avois adopté ſes idées ſur la formation de la voix. Qui auroit cru qu'en les adoptant, j'euſſe adopté des erreurs ? Cependant M. N. nous aſſure que les raiſons qui appuient le ſentiment de cet illuſtre Académicien *n'ont rien de ſéduiſant que la forme.*

Peu s'en eſt fallu que ces contradictions ſi ſurprenantes dans des Phyſiciens d'une telle réputation ne m'ayent dégoûté de la Phyſique. La nature, me diſois-je, livrée à nos diſputes, ſe joue de nous ; elle nous échappe lors même que nous croyons lui avoir arraché ſes ſecrets.

Malgré ces réfléxions, l'amour de la

vérité m'a inspiré de nouvelles tentatives : si je n'ai pu la saisir, j'ai voulu connoître les difficultés qui nous en éloignent. Je n'ai point écouté l'autorité, qui nous assujettit le plus souvent sans nous donner de lumieres ; je me suis contenté de consulter la structure des organes de la voix, & l'action qui les anime.

Les recherches que j'ai faites m'ont conduit à des doutes fondés sur des faits certains. J'ai constaté la plûpart de ces faits sous les yeux d'un grand Anatomiste * dont les mains & les conseils m'ont guidé, & dont le Public regrettera long-tems la perte. Je propose mes doutes à M. N. avec cette liberté philosophique qui ne reconnoît d'autre joug que celui de la raison. Une telle liberté que je ne prends qu'avec défiance ne doit pas le blesser ; il m'en a donné l'exemple dans l'Ouvrage même que j'examine.

En marchant sur ses traces, où je ne me flatte de le suivre que de fort loin, j'aurai pour lui les égards qu'on doit à sa littérature & aux places qu'il occupe. Ceux qui cherchent à nous éclairer méritent notre reconnoissance, lors même qu'ils nous laissent dans les ténébres.

Si l'opinion de M. N. étoit vraie, on pour-

* Hunauld.

roit la placer parmi les découvertes les plus brillantes des derniers fiécles. Elle a d'abord pour elle un préjugé bien avantageux, c'eſt l'approbation qu'une Société célébre ſemble lui donner. Elle tireroit un nouveau luſtre du mérite même de M. Dodart : les Ouvrages de ce Phyſicien placés comme des monumens précieux parmi les Mémoires de l'Académie, les ſuffrages des Sçavans réunis depuis ſi long-tems en ſa faveur, ſon génie, ſon ſçavoir, tous ces titres qui paroiſſent des garants aſſurés de la gloire de M. Dodart, deviendroient les titres de M. N. puiſqu'il les effaceroit.

La ſtructure de l'organe de la voix doit décider en partie de l'opinion de M. N. Voici la deſcription qu'il a donnée de ces organes. « On trouve, dit-il, dans le là-
» rinx une voute *en tiers point*, dont la clef
» laiſſe une fente longue de huit à dix lignes
» & profonde d'une ligne au plus ; cette
» fente eſt connue ſous le nom de glotte (*a*).
» Le bord de chaque lévre de la glotte
» eſt une eſpéce de ruban large d'une ligne,
» couvert d'une membrane très-fine : ce ru-
» ban eſt tendu horizontalement, & eſt ar-
» rêté par les deux bouts ; il eſt formé par
» des fibres tendineuſes très-élaſtiques.

(*a*) Voilà une découverte de M. N. *La fente d'un ſiflet*, je veux dire, *de la glotte eſt la clef d'une voute* EN TIERS POINT.

» Les deux rubans vont de devant en ar-
» rière, ils tiennent par le bout antérieur au
» cartilage *scutiforme*, & par le bout posté-
» rieur aux *cartilages arythénoïdes*.

Tel est le sort malheureux de la Physi-
que, tous les yeux ne voyent pas de même
les mêmes objets ; voici comment j'ai vu les
organes de la voix. Pour fixer votre esprit,
je vais d'abord lui présenter ces organes
sous quelque image qui vous en donne une
idée. Cette image au reste aura le défaut
des comparaisons, elles ne sont jamais par-
faitement justes.

Représentez vous une caisse de tambour,
que le parchemin qui en couvre la cavité
soit fendu, que la fente soit le diamétre de
la caisse, que dans toute l'étendue des deux
bords de la fente, le parchemin se replie,
que ces deux bords repliés soient tendus,
qu'ils descendent dans la caisse, & qu'en
descendant ils s'écartent l'un de l'autre.

Tel est l'organe de la voix, le larinx est
la caisse, la fente qui est au milieu est la
glotte ; elle est formée par un tuyau membraneux renfermé dans la caisse & applati à
l'extrémité : c'est une espéce de bec de flute
taillé en bizeau de deux côtés.

Les deux bords de la glotte ne sont donc
que les deux bords d'une membrane très-
forte & élastique, ces bords ne sont pas

d'une fubftance différente du refte de la membrane. On ne peut donc pas dire que ce font deux *rubans* ou deux vraies *cordes* (a). Car deux plis ou deux angles ne fçauroient fe nommer de la forte ; ces termes n'en donneroient qu'une fauffe idée.

Ces deux plis ou bords de la glotte font attachés l'un auprès de l'autre au cartilage *thyroïde*. Ils s'écartent l'un de l'autre à mefure qu'ils avancent vers les cartilages *arythénoïdes* ; leurs extrémités ne peuvent fe rapprocher que par le mouvement de ces cartilages.

La glotte n'eft donc pas formée par des cordes libres, c'eft-à-dire, par des cordes dont la furface ne foit pas attachée à des corps qui s'oppofent aux vibrations fonores ; la membrane dont elle eft compofée eft revêtue de chaque côté d'une maffe charnue : les fibres mufculeufes de cette maffe s'attachent fortement à tous les points de la membrane, elles la couvrent entierement jufqu'à fes bords ou fes plis.

Ne croiriez-vous pas que la glotte telle que je la dépeins eft une glotte différente

(a) M. N foutient qu'il y a deux cordes ou deux rubans qui forment la glotte ; il cite pour prouver fon opinion plufieurs Anatomiftes, & entr'autres M. Winflow. Cet Anatomifte dit, il eft vrai, *que la glotte eft formée par deux cordes ligamenteufes* ; mais il ne dit pas que ces cordes foient différentes de la membrane qui revêt le larinx ; ce font fes plis qui forment les cordes : j'en appelle à la diffection.

de celle que M. N. a décrite. Mes obfervations fur les mouvemens du larinx ne s'ac-
cordent pas mieux avec celles de cet Académicien.

    „ Le cartilage fcutiforme, a, dit-il, un
„ mouvement propre & volontaire d'arrière
„ en avant, les cartilages *arythénoïdes* en ont
„ un autre d'avant en arrière.

    „ A la faveur de ce mouvement ces car-
„ tilages tirent les cordes vocales en fens op-
„ pofés, le fcutiforme d'arrière en avant, &
„ les arythénoïdes d'avant en arrière.

    „ Les cordes s'allongent, donc elles s'é-
„ tendent à proportion. La quantité de cet
„ allongement peut aller à deux ou trois li-
„ gnes dans les grands mouvemens.

    Voici des idées bien oppofées à celles de
M. N. Les liens qui attachent le cartilage
thyroïde & le cartilage *cricoïde* font des liens
fermes ; le cartilage *thyroïde* ne fçauroit fe
mouvoir feul dans tous les fens, il ne peut
pas être tiré en avant fans qu'il foit fuivi du
cartilage cricoïde.

    Mais antérieurement le cartilage thyroïde
peut en s'inclinant s'abaiffer fur le cricoïde;
alors la glotte eft relâchée : au contraire fi
on redreffe le cartilage thyroïde, ou fi on
le tire en haut, les lévres de la glotte fe tendent, l'ouverture devient moins large.

    Ce n'eft donc pas parce que le cartilage

thyroïde eſt tiré en avant que la glotte eſt plus tendue ; c'eſt parce qu'il eſt tiré en haut que la tenſion arrive dans les bords de cette fente. Il eſt vrai que ce cartilage avance un peu en montant, mais il entraîne avec lui le cartilage cricoïde.

L'action qui éleve le cartilage thyroïde tend la glotte, mais les cartilages arythénoïdes donnent auſſi aux lévres un peu de tenſion en roulant ſur leur baſe comme ſur un pivot. Ils la rétréciſſent en même tems, en ſe rapprochant par un autre mouvement. Parlerois-je donc avec exactitude, ſi je diſois ſeulement que ces cartilages ont un mouvement propre d'avant en arrière ?

Pour que la glotte puiſſe produire quelque ſon, il faut que les lévres de cette fente ſoient pour ainſi dire collées, l'air en les ſéparant ou en les écartant donne un ſon varié, ſelon diverſes circonſtances qui ſe réuniſſent. Par cette condition on voit qu'on peut ſoufler fortement ſans former aucun ſon, il ſuffiroit pour cela que les lévres de la glotte fuſſent relâchées.

Ces faits étant poſés, examinons la formation de la voix. La glotte eſt-elle un inſtrument à corde ou à vent ? Ou, pour propoſer plus clairement cette queſtion, eſt-ce par les vibrations ſeules de ſes lévres agitées par l'air qui ſort de la trachée-artere, que ſe

(33)

forment les fons, ou ne font-ils produits que par la feule *collifion* de l'air qui fe brife (*a*) ?

Si la glotte étoit un inftrument à corde, une feule corde donneroit tous les fons dont la voix eft capable : M. N. ne doute point de ce prodige, il l'a même revêtu des expreffions les plus riches. « Il nous préfente, » dit-il, un inftrument à corde & à vent, » l'objet des vœux de deux grands hom- » mes *, cet inftrument inconnu aux Phy- » ficiens & aux Muficiens, je l'ai trouvé, » ajoute-t-il, dans le corps humain.

» Il falloit (pour me fervir des termes de cet Auteur) » rendre le larinx vifible en » action : tout le monde croyoit qu'on ne » pouvoit faire fonner l'organe de la voix » que lorfqu'il étoit animé par le principe » de la vie, cependant je réfolus de le ten- » ter, mais le larinx fut muet.

Le fuccès fut plus heureux dans une autre tentative, « je pris, dit M. F. le larinx d'un » chien. A ce coup l'organe fit entendre une » voix éclatante plus agréable pour moi que » le concert le plus touchant.

(*a*) M. Dodart dans fon dernier Mémoire a prétendu que l'air produifoit autrement les fons ; mais il ne s'agit pas ici de la maniere dont il les produit : on demande feulement fi l'air forme les fons dans la glotte comme dans les flutes, les orgues, &c.

* Les Peres Merfen & Kircher.

,, J'avois un cadavre humain deftiné à
,, des ufages publics, je ne pus m'empêcher
,, de le facrifier à mon impatiente curiofité :
,, les mêmes moyens dont j'ai parlé ayant
,, été mis en œuvre, le larinx répondit par
,, un éclat de voix qui étonna les affiftans.

,, Ce n'étoit pas affez que les organes de
,, la voix puffent fonner dans un cadavre,
,, il falloit voir l'action de ces organes ; je
,, les examinai, les yeux armés d'une loupe,
,, le fuccès paffa mon attente ; j'y décou-
,, vris, & fi je l'ofe dire, avec une efpéce
,, de raviffement, des vibrations totales des
,, rubans tendineux, femblables à tous
,, égards à celles des cordes d'un clavecin ;
,, à peine en croyois-je mes yeux. ,,

Mais M. N. veut bien qu'on ne s'en fie
qu'à l'oreille. " Je preffe, continue-t-il, du
,, bout du doigt, ou je ferre avec des pin-
,, cettes les rubans tendineux ; leurs vibra-
,, tions & leur fon ceffent dans le moment.
,, Je fixe la moitié ou le tiers des rubans,
,, l'autre portion monte auffi-tôt à l'octave,
,, à la quinte, &c.

Ici l'induftrie de M. N. éclate de toutes
parts ; il a manié ces deux cordes qui n'ont
que huit lignes de longueur, comme il auroit manié le plus grand inftrument. Si tous
les Académiciens avoient été témoins de
fes experiences, fi tous les avoient avouées ;

elles donneroient aux raisons de M. N. la force d'une démonstration ; la théorie, les yeux, les oreilles déposeroient pour lui.

Mais la nature repand toujours des ombres sur les objets qu'elle nous montre le plus clairement ; tous les instrumens à corde forment d'abord un préjugé contre M. N. il n'y en a aucun où une corde longue d'un pouce puisse donner aux sons toutes leurs variations & leurs agrémens.

Qu'on pince les cordes qui sont au delà du chévalet dans un violon, dans une basse de viole, dans un violoncel, à peine ces cordes donnent-elles un son, elles ne répondent que par un bruit aigre, & dans le dégré de tension qu'elles peuvent avoir, il faut nécessairement qu'elles soient d'une certaine longueur pour être susceptibles des vibrations qui forment des sons mélodieux.

Une corde même de telle longueur qu'on voudra, une corde fine diversement tendue, pourra t-elle jamais produire les mêmes sons, les sons graves & pleins que peut former une grosse corde ? Cette corde plus grosse donnera-t-elle un son aigu & éclatant tel que le son d'une petite corde ?

Or, la voix monte aux sons les plus aigus & les plus éclatans, elle descend aux sons les plus graves & les plus pleins. Elle ne peut donc être formée par une seule corde, comment d'ailleurs cette corde pourroit-elle être suffisamment tendue pour les sons les plus aigus (*a*) ?

Je sens bien qu'un esprit Métaphysique ne manquera pas de ressource contre ces difficultés : à quoi la subtilité ne répond-elle pas ? Cependant si dans une corde de huit lignes on peut trouver un instrument dont le son soit susceptible de toutes les variétés, l'imagination ne trouvera-t-elle pas aussi ce même instrument dans une corde qui n'aura qu'une ligne de longueur ?

Des raisons plus directes & plus pressantes confirment ces idées ; les cordes ne sont sonores que lorsqu'elles sont libres, une corde de violon assujettie à des fils tendus qui partent chacun de ses

(*a*) C'est dans la morale que M. N. trouve la réponse à cette objection : *Si nous nous arrêtons*, dit-il, *à la petitesse de cet instrument, que ce ne soit que pour admirer la sagesse & l'intelligence de l'Ouvrier qui avec de si petites choses peut produire de si grands effets*. Il soutient qu'un torrent d'air qui frappe toute la face des rubans peut produire un plus grand effet qu'un archet qui effleure seulement quelques points de la surface d'une corde ; mais où est la preuve de cette proposition ? M. N. n'en donne aucune que son autorité : la difficulté reste donc dans toute sa force ; car en disant que l'air peut produire un plus grand effet qu'un archet, détruira-t-on ce fait si connu que *les cordes demandent une certaine longueur pour donner des sons graves, pleins, mélodieux*, & *qu'une petite corde, longue ou courte ne produit jamais les effets de celles qui sont grosses, longues ou courtes ?*

points,

points, ne donnera jamais aucun son (*a*).

Or les bords de la glotte ne font pas libres ; ce ne font que deux plis, ou deux bords d'une membrane tendue, ils font donc incapables des vibrations qui produifent les fons dans les inftrumens à corde.

Autre difficulté qui donne plus de force à cette objection : non-feulement la membrane qui forme le pli de la glotte ne peut pas avoir par elle-même les propriétés d'une corde libre, ce qui l'environne

(*a*) Toute la force de cette difficulté confifte en ce qui fuit : fçavoir qu'une corde preflée ou appliquée à quelque corps ne peut pas donner des fons. Une corde de violon, par exemple, preflée dans toute fon étendue par quelque corps qui y foit toûjours appliqué, enveloppée d'une membrane, attachée dans tous fes points à une furface qui la fixe, ne fçauroit donner les fons d'une corde libre, des fons mélodieux, pleins, &c. Or, que répond M. N. *Je nie*, dit-il, *qu'une corde qui n'eft pas ifolée, ne foit pas capable de vibrations fonores. . . . . Les cordes de la vielle ne font nullement ifolées, au moins dans toute leur longueur* (remarquez cette exception) ; *la roue appuie toujours affez fortement fur elles dans l'étendue de près d'un demi pouce.* 1º. Il s'agit dans l'objection d'une corde preflée dans toute fon étendue. Quel rapport y a-t-il entre les cordes de la vielle & cette corde ? car depuis la roue qui eft l'archet, les cordes de cet inftrument font longues, ifolées & libres. 2º. Il en eft de ces cordes, comme des cordes d'un violon, lorfqu'un archet y eft appliqué & les fait réfonner par fes frottemens ; mais pour qu'elles foient capables de vibrations fonores, il faut qu'elles ne foient pas preflées, arrêtées, ou fixées par quelque corps attaché à tous les points de leur longueur : or c'eft-là le cas des bords de la glotte. 3º. Croiroit-on qu'après une telle réponfe M. N. ofât prendre ce ton de maitre ? *Il eft bon d'apprendre au Critique* qu'une corde ne tremble & ne fonne pas précifément parce qu'elle eft ifolée, mais parce que fon mouvement l'emporte fur les réfiftances.

D

ne lui permet pas non plus des vibrations sonores.

Un muscle très-fort couvre cette membrane, il y est attaché fortement jusqu'aux bords ; représentez-vous le *fascialata*, telle est la membrane de la glotte : or un pli du *fascialata* peut - il produire des sons comme une corde à violon ? Ce pli, de la forme dont il est, peut-il encore une fois être susceptible des vibrations d'une corde libre ?

Ce ne sont pas là les seules difficultés qui se présentent contre l'opinion de M. N. Les cordes d'un violon , d'une basse de viole ne rendent presque aucun son , dès qu'elles sont couvertes de salive : or les levres de la glotte sont continuellement arrosées par la bouche , par les poumons (a).

(a) Il ne s'agit pas ici de cordes mouillées legerement , ou qui pourroient bientôt se sécher , il s'agit uniquement d'une corde bien humide & couverte d'eau : Or j'en appelle à l'expérience la plus connue. Une telle corde ne donne presque aucun son ; une corde même legerement mouillée perd aussi une grande partie du son qu'elle donnoit étant séche. Croiroit-on donc que M. N. osât dire avec assûrance , que les cordes de violon couvertes de salive *donnent presque le même son qu'auparavant ? Il a entendu*, dit-il, *jouer deux airs suivis sur deux violons , dont l'un avoit ses cordes mouillées , l'autre les ayant séches , sans qu'on y entendît aucune dissonnance.* 1°. Les cordes étoient-elles bien mouillées ? étoient-elles environnées d'eau , comme la glotte l'est roûjours ? si elles l'étoient , elles devoient avoir perdu leur son. 2°. Les violons avoient-ils été montés avant qu'on en mouillât les cordes ? Dans ce cas il est impossible qu'il n'y ait de dissonnances. 3°. M. N. paroît enfin ne pas compter sur sa réponse : Il dit

Des expériences qu'on peut faire sur la
glotte, sont encore plus décisives. Prenez
une glotte de plomb, de cire, de carton ;
appuyez-la sur la glotte humaine, celle-ci
raisonnera sur divers tons (a), le son

que si les cordes artificielles étant mouillées tomboient dans
l'atonie ; ce ne pourroit être que parce qu'elles perdroient leur
élasticité ; que les cordes vocales sont à couvert de cet accident ;
que du moins elles n'y sont pas plus exposées que les arteres qui
conservent leur ressort malgré les fluides qui les arrosent ; qu'enfin la membrane lisse & polie dont les rubans sont couverts,
obvieroit à leur relâchement, en empêchant l'humidité de pé-
nétrer. 4º. Ce ne sont-là que de vains raisonnemens contre
un fait. Que prouvent les arteres qui n'ont aucun rapport
avec des cordes sonores ? 5º. Les cordes mouillées dans les
violons sont plus tendues, & se cassent ; elles ne sont donc
pas incapables de produire des sons, parce qu'elles sont dans
l'atonie. 6º. Ne perdent-elles pas leur son, parce qu'elles sont
pénétrées d'eau ? 7º. Les cordes sont des plis de la membrane
du larinx, & sont toûjours couvertes de salive ; elles doivent
donc être dans l'atonie. 8º. Quand même elles seroient revê-
tues d'une membrane, peut-on dire qu'elles ne seroient pas
humides ? L'intérieur de la langue n'est-il pas abreuvé, quoiqu'elle soit enveloppée d'une membrane lisse & polie, &c.

(a) Cette objection est sans réplique ; car si la glotte pressée dans toute son étendue par une glotte artificielle faite avec
la cire, le carton, le plomb, &c. donne les mêmes sons
que lorsqu'elle est libre, peut-on assurer que ses sons dépen-
dent de vibrations semblables aux vibrations d'une corde de
violon ? Ce qui est singulier, c'est que M. N. avoue cette expérience : J'avoue, dit-il, qu'en appuyant avec cette glotte
artificielle, ou avec tel autre instrument qu'on voudra, l'organe de la voix pourra résonner, comme je l'ai éprouvé moi-
même. M. N. croit seulement que la pression est trop legere ;
qu'elle ne porte pas sur un assez grand nombre de points, pour
arrêter les vibrations des cordes sonores, & les fixer dans leur
totalité . . . . . . Il résulte seulement, dit-il, qu'on ne voit
pas ces vibrations. Peut-on raisonner ainsi, après qu'on a sup-
posé la glotte pressée par une glotte artificielle, de cire, de
plomb, ou de carton ? Je l'ai pressée également & fortement
dans toute son étendue, & elle a résonné, comme si elle eut
été libre.

qu'elle rend ne dépend donc point de ſes vibrations ; & ſi les levres frémiſſent ſenſiblement lorſqu'elles ſont libres, ce ne ſont point ces frémiſſemens qui produiſent le ſon.

Mais, dira-t-on, ſi on arrête les cordes en les preſſant, on en change le ton ; d'abord j'oſe avancer qu'on n'entend diſtinctement ni l'octave, ni la tierce, ni la quinte, dans quelque endroit *marqué* de la corde qu'on porte la preſſion ; du moins ne peut-on jamais aſſurer qu'on va produire tels ou tels tons ; ſi on les forme, c'eſt par hazard ; & ſi on les croit toûjours entendre, c'eſt le plus ſouvent une illuſion de l'imagination.

Le ſon change, il eſt vrai, quand on preſſe les levres de la glotte avec un ſtilet groſſier ; mais ſi on applique au milieu de ces levres un ſtilet fort fin qui puiſſe céder, le ton eſt le même que lorſque la glotte eſt entierement libre. D'ailleurs il eſt encore certain que lorſqu'on ne preſſe que les extrémités de la glotte, le ſon eſt invariable.

Accordons cependant que le ſon doit toûjours changer, ſi l'on preſſe avec un ſtilet telle partie qu'on voudra de la glotte. Mais pour voir ce qu'on ſeroit en droit de conclure de-là, examinons l'action de cet

organe. Lorsque le son s'y forme, l'air en
sortant écarte les levres de la glotte, si elle
est relâchée, l'ouverture est plus grande, &
le son est plus grave. Au contraire, si l'air ne
peut éloigner beaucoup l'une de l'autre les
levres de la glotte, le son est plus aigu.

Or, quand on applique un stilet grossier
à la glotte, on empêche l'écartement des
levres. Le son doit donc être moins grave
par cela seul, & on auroit tort de prétendre
que si le son change, c'est parce qu'on a ra-
courci ou partagé les cordes de la glotte ;
car voilà deux causes, l'ouverture plus ou
moins grande, & le racourcissement des
cordes ; pourquoi excluroit-on l'ouverture, pourquoi attribueroit-on le changement de son au seul racourcissement (a)?

Si le racourcissement ou le partage des

(a) M. N. n'oppose que des raisonnemens vagues à ces
raisons. Vous pressez un ruban de la glotte, alors l'air ne
peut pas écarter ce ruban : l'ouverture est donc plus petite que
dans le cas où l'air peut écarter le bord fixé de la glotte. N'est-
ce pas la petitesse de l'ouverture qui fait la différence du son ?
Or il sera difficile de prouver que cette différence dépend des
vibrations de ces rubans : mais, dira-t-on, M. N. assure
qu'on voit les vibrations de la glotte, je veux dire de ces rubans tendineux en tout semblables à celles des cordes d'un clavecin. Je nie qu'on puisse constater exactement cette ressem-
blance. Si on apperçoit des vibrations dans les cordes de la
glotte agitée par l'air, peut-on assurer que ces vibrations sont
les vibrations sonores, & non les frémissemens ou tremble-
mens qu'on voit dans des corps minces agités par le vent, sans
qu'ils rendent aucun son ?

D 3

cordes fuffit pour varier les fons, qu'arri-
vera-t-il lofqu'on ne preffera qu'une feule
corde de la glotte ? On devroit alors entendre deux fons, fçavoir le fon plus grave
de la corde qui eft libre, & le fon de la
corde partagée. Cependant on entend feulement un fon plus aigu (*a*).

La glotte des oifeaux qui parlent confirme tous ces raifonnemens; elle eft compofée de deux portions de coquille elli-
ptique qui fe joignent l'une à l'autre dans
la direction du grand axe; la fubftance de
cette coquille eft offeufe, ce ne font donc
point fes vibrations qui forment les fons,

(*a*) M. N. devroit même entendre trois fons différens,
lorfqu'une corde eft fixée au tiers : mais que répond M. N. il
ne répond jamais directement. Il fe contente de dire qu'il eft
difficile de faire des expériences. *Il ne fuffit pas de preffer,*
dit-il, *mais il faut encore faire trembler la moitié d'un ruban*
& la totalité de l'autre ; qu'on y reuffit quelquefois du premier
coup ; que cette expérience, qui eft une des plus délicates, à
réuffi quelquefois. Mais 1°. lorfqu'on preffe le milieu ou le
tiers d'une corde, on entend toûjours un fon plus aigu :
Donc, fuivant l'opinion de M. N. la moitié de cette corde
doit trembler. Or fi cette moitié ou le tiers de cette corde
tremble, la totalité de l'autre qui n'eft pas preffée, doit trembler auffi : On doit donc entendre deux fons différens, ou
même trois. 2°. Il eft fi vrai que la totalité de l'autre corde
libre doit trembler, que M. N. affure, pag. 441. *qu'une por-*
tion de ces cordes fonne d'autant plus difficilement, qu'elle à
moins de longueur. La moitié du ruban preffé & la totalité de
l'autre doivent donc trembler & fonner en même tems ; tout
le ruban libre fonnera même plus facilement que la moitié de
l'autre. Cependant, pourquoi n'entend-on qu'un fon plus
aigu?

c'eft la collifion de l'air qui fe brife fur les bords de l'ouverture formée par les deux portions (*a*).

Le fiflement conduit aux mêmes idées ; fur-tout lorfqu'on fifle en infpirant l'air, ce qui ne peut donner lieu de foupçonner que la glotte y ait part ; les levres, le feul inftrument qu'on apperçoive ici, ne font pas des cordes fonores : c'eft l'air qui en paffant entr'elles & s'y brifant diverfement produit divers fons. L'ouverture plus ou moins grande des levres, donne un fon plus ou moins grave ; pourquoi la glotte plus ou moins ouverte n'auroit-elle pas le même privilége (*b*) ?

(*a*) M. N. ofe nier que la glotte foit offeufe ou en co-quille dans fes anneaux. *Il eft également faux , dit-il , que les levres de cette glotte foient fimplement offeufes ; elles ren-ferment feulement une piece offeufe à la vérité , mais cartilagi-neufe vers la pointe ; cette pointe eft déliée & flexible , au moins dans une bonne partie de fon étendue. J'ai réuffi dans quelques-uns des animaux dont nous parlons , à faire trembler cette piece.* 1º. J'en appelle à la diffection pour prouver que la glotte eft offeufe & en coquille. Dans le geay, par exemple, elle eft telle certainement : j'envoyerai de telles glottes à M. N. s'il le fouhaite. 2º. Il eft faux que cette pointe cartilagineufe puiffe former les vibrations fonores, & les fons aigus ou graves, &c. 3º. N'admirez-vous pas les reffources de l'ef-prit de M. N. Si l'homme, au lieu de deux rubans, n'avoit pour glotte qu'une pointe cartilagineufe, il pourroit parler & chanter, du-moins comme divers oifeaux, s'il faut s'en rap-porter à notre Phyficien.

(*b*) On ne fçauroit éluder cette objection : mais voici la reffource de M. N. Au lieu de parler des levres de la bouche, il tranfporte la difficulté aux *fiflets* & aux *flutes. La partie fo-nore de ces inftrumens , dit-il , n'eft pas la matiere dont ils font faits , mais la colonne d'air qu'ils renferment ; cette colonne*

Si j'ofois parler des vents qui ne fortent pas par la bouche, (& pourquoi ne l'oferois-je pas ? la Philofophie ignore cette fauffe délicateffe qui dédaigne certains objets, ou qui en rougit) fi j'ofois donc parler des vents, je dirois qu'un anneau diverfement refferré, fuffit auffi pour former une prodigieufe variété de tons plus ou moins aigus. Ce fait eft attefté par le témoignage d'un Auteur de l'antiquité * plus grave fans doute qu'Ariftote, que Galien, & que Boëce.

Il faut donc en revenir aux idées de M. Dodart. La plus grande ou la plus petite ouverture décide de la variété des fons. La tenfion des levres de la glotte peut favorifer cette variété ; l'air fe brife diverfement fur un corps tendu & fur un corps relâché.

frappée & comprimée par le vent lancé impétueufement par la bouche, fe racourcit d'abord, & fe rétablit enfuite en vertu de fon élafticité . . . . Ce font donc les vibrations des colonnes dont je parle, qui produifent le fon des flutes & des fiflets. 1ª. Il s'agit des levres de la bouche & non des fiflets ou des flutes. 2ª. La réponfe de M. N. devient une preuve contre lui-même : Car, lui dira-t-on, ce font, felon vous-même, les vibrations de la colonne d'air qui produifent les fiflemens, lorfqu'elle paffe entre les levres de la bouche ; pourquoi les vibrations de la colonne qui paffe entre les levres de la glotte n'y feront-elles pas la caufe des fons ? 3ª. Croiroit-on qu'après une telle réponfe, M. N. fût en droit de dire d'un ton avantageux : *Que le Cenfeur ne dédaigne pas d'apprendre ce que je fçai.*

* Saint Auguftin.

Je ne prétends point appuyer l'opinion de ce grand homme fur des autorités. Si je citois des Phyficiens en fa faveur, je ne citerois peut-être que des préjugés ; quand on en peut appeller à la nature, a-t-on befoin d'autres garants ; les trouve-t-on d'ailleurs dans des Ecrivains peu éclairés pour la plûpart fur le méchanifme des organes de la voix ?

Les inftrumens à vent peuvent nous donner plus de lumieres que tous les Ecrits des Anciens & des Modernes. La voix reffemble au fon des flutes & des haut-bois & non au fon des cordes de violon ; il y a des voix d'anche, voix fingulieres que les cordes ne fçauroient former.

Il faut cependant avouer que la glotte eft un inftrument fingulier ; elle eft fort différente des inftrumens que nous connoiffons ; elle reffemble au *chaffis bruyant*, comme le dit M. Dodart ; elle a quelque rapport avec les cors-de-chaffe, lorfque l'embouchure du cor eft appliquée aux levres , car elle leur donne dès-lors la forme de la glotte ; l'air fe brife fur leurs bords, & produit divers fons, fuivant leur ouverture, ou fuivant fa propre force.

On ne trouve pas la même reffemblance entre la glotte & cet inftrument que propofe M. N. Un ruban placé entre deux piéces de bois, produit, dit-il, divers

tons , fuivant qu'il eſt plus ou moins tendu ;
quel rapport peut- on imaginer entre la
glotte & une fente où il y a un ruban ?
trouve t-on un tel ruban dans la glotte ?
ſi le hazard l'y avoit introduit , le ſon qu'il
produiroit alors ne ſeroit-il pas ſuſpect ?
D'ailleurs pourquoi voudroit-on que ce fût
par ſes vibrations qu'elle rendît différens
ſons ? Une écorce de ſarment , une lame de
bois ou de plomb font entendre le même
ſon que le ruban (a) , n'eſt-ce donc pas
ſeulement de la colliſion de l'air que réſul-
tent les ſons , même dans cet inſtrument
que M. N. ,, a découvert non parmi les
,, chefs - d'œuvres de l'art , mais parmi les
,, jeux de l'enfance ?

Mais comment la glotte étant plus ou
moins ouverte , l'air pouſſé avec plus ou
moins de vîteſſe peut-il former les différens tons ? M. N. ne prouve-t-il pas en
effet que l'ouverture large ou rétrécie ,
que la vîteſſe de l'air , que les dimenſions
des inſtrumens ne changent point l'into-
nation ? ces mêmes cauſes peuvent-elles
varier les ſons de la glotte (b) ?

(a) M. N. n'oſe pas répondre à cette objection. Voilà
donc le fondement de la prétendue découverte entièrement
ruiné ; les principes de cet Ecrivain ſont faux dans cet inſtrument , ils le ſont donc, lorſqu'ils ſont appliqués à la glotte.
(b) M. N. accuſe l'Auteur de cette Lettre de lui imputer
dans cet endroit deux choſes entièrement fauſſes , 1º. d'avoir
dit que *les dimenſions des inſtrumens à vent ne changent nullement le ton* ; 2º. *que dans ces mêmes inſtrumens la vîteſſe de*

Je pourrois dire que ces propositions font trop générales ; les petits sifflets donnent un son fort aigu ; la différente longueur dans les flutes forme divers sons. Prenez une flute brisée en quatre parties, séparez-en trois piéces, la premiere donne un son plus aigu ; ajoûtez-y la seconde piéce, le son devient plus grave.

Même variété dans les changemens de diametre ; fermez l'extrémité du tuyau, le son devient moins aigu. En la fermant peu-à-peu, vous pouvez former divers tons. Les trous mêmes doivent être d'un certain diametre ; l'ouvrier les élargit plus ou moins pour avoir des tons justes.

Les dimensions peuvent donc varier les tons dans les instrumens à vent. La vîtesse qui dépend des dimensions, peut donc produire les mêmes changemens, comme l'ont prétendu tant de Physiciens.

Ce n'est pas cependant sur ces faits

l'air ne fait pas varier le ton, 3°. D'abord il n'est pas douteux que M. N. n'ait dit que les fentes des flutes, des flageolets, des tuyaux d'orgue ne font ni monter, ni descendre le *p* ni quelque changement qu'on suppose dans leurs dimensions. 4°. Pour ce qui est des autres dimensions, ne sont-elles pas mesurées par le diametre des tuyaux ? Or M. N. dit formellement dans le même endroit, que le diametre même des tuyaux y contribue si peu (à faire descendre ou monter le ton), que l'un des plus grands Connoisseurs en ce genre compte pour rien la différence qui en résulte. 5°. De quel côté est donc la fausseté des imputations ? du côté de M. N. Il dit cependant d'un ton ironique : *Telles sont les marques de la bonne foy ou de l'intelligence du Censeur.*

que j'infifterai ; je veux bien n'en tirer aucune conféquence, & je ne vous préfenterai ici qu'un inftrument dont la fente produit en même tems les fons & les tons avec leurs variétés.

La différence des tons eft certainement un effet de la différence des ouvertures dans l'orgue à voix humaine & dans le jeu de Cromorne. Vous fçavez que ce qui forme le fon dans ces orgues, eft un tuyau fendu fuivant fa longueur à fon extrémité. La portion extérieure du tuyau qui devroit répondre à la fente en eft retranchée ; cette ouverture eft exactement couverte d'une petite languette, plus ou moins longue, qui peut s'élever ou s'abbaiffer diverfement.

La fente eft-elle plus courte dans un tuyau ? le fon eft plus aigu ; eft-elle plus longue ? il eft plus grave. Pour monter l'orgue fur divers tons, on fait donc couler un anneau fur la languette fixée par cet anneau coulant, & qui par-là rend la fente plus ou moins longue.

Voilà donc une ouverture qui donne divers tons, fuivant qu'elle eft plus grande ou plus petite. Toutes les difficultés qu'on fera fur l'ouverture de la glotte, retomberont fur l'ouverture de l'orgue, fur cette ouverture, dis-je, qui produit un

fon

son semblable à celui de la voix humaine, & tous les tons.

Or ce n'est pas la vîtesse de l'air qui varie les tons dans un tel instrument, puisqu'on n'apperçoit que la grandeur ou la petitesse de la fente qui puisse les changer.

Ce n'est pas qu'il n'y ait dans la glotte des instrumens subsidiaires qui concourent à la variété des sons. Les cartilages arythénoïdes modifient les sons de la glotte ; quand on les a enlevés, l'organe de la voix donne des sons fort différens.

L'épiglotte même n'est pas un instrument inutile à la voix. Appliquez-la aux cartilages arythénoïdes, sans même rétrécir la glotte, vous entendrez un son aigu ; mais rapprochez les levres de la glotte, & baissez l'épiglotte, vous changerez les tons ; ils deviendront moins graves.

L'épiglotte est donc comme la languette des tuyaux d'orgue ; la longueur de cette languette décide des divers tons. Que le larinx s'éleve, la racine de l'épiglotte n'est-elle pas pressée & fixée contre la langue, comme la languette de l'orgue l'est par l'anneau coulant ?

En vous proposant ces difficultés, je

E

ne prétends pas m'engager dans les difputes, la vérité s'y perd, le fonds difpa-
roît fous les objets étrangers qu'on y ramene, après bien des détours dont on ne
revient prefque jamais au point d'où l'on eft
parti. Souvenez-vous des démêlés qui s'éle-
verent fur le trou ovale, on difputa, on
s'aigrit, on ne décida rien.

J'éviterai donc, autant que je le pour-
rai, les difputes. J'ai fait des expériences ;
ceux qui en douteront pourront confulter
la nature, elle répondra pour moi, ou me
condamnera.

Cette crainte fi fondée de m'engager
dans les difputes ne m'empêchera cependant pas de propofer ici à une perfonne
auffi polie que M. N. quelques queftions
affez intéreffantes. Je lui demanderai donc
s'il croiroit qu'on pût faire quelque nouvelle découverte fur l'exiftence des arteres
lymphatiques de l'uvée ; Ruifch les a vûes,
il les a fait deffiner ; felon lui elles ne ren-
ferment point de fang rouge. Hovius a vû
les mêmes vaiffeaux ; ce font, dit-il, des
arteres lymphatiques. Nuck les a décrites ;
ainfi que refte-t-il à ceux qui les décriront
après ces Anatomiftes ? la gloire de confir-
mer une découverte qui n'a plus befoin de
nouveaux témoins.

Mais ne me dois-je pas d'un autre côté

une justification dans votre esprit. Un homme, direz-vous peut-être, qui se propose de se charger un jour du soin de la vie des hommes, doit-il s'occuper du son des flutes, des flageolets, des tons de la voix ? Voici ma réponse, elle justifiera même des Médecins que l'essor du génie & la vaste littérature entraînent si loin au-delà des bornes étroites de la Médecine.

Je réponds d'abord qu'heureusement pour les malades & pour moi je n'ai pris encore aucun engagement avec le Public : d'ailleurs la confiance qu'il pourroit me donner dans ma jeunesse me laisseroit toûjours un grand loisir ; pourquoi ne pourrois-je l'employer, comme plusieurs autres, à amuser l'esprit pour m'emparer des corps ; l'amusement, comme vous sçavez, peut conduire à la plus grande réputation.

Cependant si quelque esprit pointilleux me faisoit un crime de mon amusement, je lui présenterois trois ou quatre vérités dont le Pyrrhonisme le plus outré ne sçauroit douter ; elles ont pour garant M. N.

« L'examen de la structure des organes » du corps humain est, dit cet Auteur à » la tête de son Ouvrage, du ressort de » l'Anatomie. L'Anatomie est une des prin- » cipales parties de la Médecine. On ne

» doit donc pas être étonné qu'un Mé-
» decin ait fait des recherches fur la voix
» humaine. D'ailleurs l'organe de la voix
» a fes maladies ; la voix elle-même eft
» fujette à des accidens, dont la connoif-
» fance fert à fixer en bien des occafions
» les attentions & les vûes d'un Médecin ;
» & c'eft, s'il m'eft permis de le dire,
» dans les découvertes dont je vais ren-
» dre compte qu'on peut puifer les prin-
» cipes de cette connoiffance. »

Or cette découverte nous apprend que la glotte eft une efpece de corde à violon : c'eft donc felon M. N. de la connoiffance des cordes à violon que dépend fouvent la vie des hommes ; felon moi elle dépendroit de la connoiffance des fiflets & des flageolets. Telle eft l'utilité de la Phyfique, elle découvre des reffources à la Médecine dans les objets qui en paroiffent les plus éloignés.

LETTRE
A M***.

M LES découvertes font des biens que le Sçavans se disputent presque toûjours : les uns enlevent aux Anciens les fruits de leurs travaux pour se les approprier : les autres jaloux de leurs Contemporains veulent les dépouiller pour donner la gloire de l'invention à ceux qui nous ont précédés, & qui ne peuvent plus être un sujet de jalousie.

Il n'est pas facile de prononcer sur de telles disputes. Ceux qu'elles intéressent les embrouillent toûjours. Ils citent, ils interprétent, ils raisonnent en hommes passionnés qui commencent à se tromper eux-mêmes, avant de tromper les autres.

Il s'est élevé depuis quelque tems une dispute sur un sujet fort intéressant. La circulation découverte par Harvei, ou

E 3

mife dans un plus grand jour par cet Ecrivain, n'eft que la circulation du fang. Ce grand Anatomifte ne connoiffoit que les routes qui conduifent la partie rouge du fang dans les veines.

Mais il y a dans les corps animés des parties blanches ; le fang, a-t-on dit, n'y pénétre donc pas ; il faut donc qu'il y ait des arteres qui ne fe chargent que de la lymphe, c'eft-à-dire, des fucs blancs ou aqueux. Tout concourt, felon divers Ecrivains, à établir cette idée ; les inflammations qui arrivent aux parties blanches, les injections qui paffent dans les endroits où on ne foupçonneroit prefque pas de vaiffeaux, l'impoffibilité d'injecter certaines parties, ce font-là, a-t-on dit, des preuves prefque auffi certaines que celles qu'on pourroit tirer des fens.

Faut-il cependant renoncer à une telle preuve ? Eft-il impoffible que les yeux découvrent les arteres lymphatiques ? Avant que d'entrer dans une telle queftion, nous ferons quelques obfervations fur les difficultés qui fe préfentent dans une telle recherche.

Les extrémités des arteres fanguines qui s'abouchent avec les veines, font plus groffes que les arteres lymphatiques. Cependant les yeux peuvent-ils, même avec

le fecours des verres, faifir ces extrémités?
On voit dans les infectes, à l'aide du mi-
crofcope, le cours des liqueurs ; on apperçoit clairement leur paffage dans les veines,
mais on ne fçauroit appercevoir leurs canaux.

Lorfque les injections paffent des arteres dans les veines, les yeux ne peuvent pas faifir les extrémités de ces vaiffeaux, ou au moins n'eft-ce que difficilement qu'on voit en quelques endroits
leur continuité, même avec le fecours des
verres. Comment donc pourra-t-on rendre
fenfibles les arteres lymphatiques qui font
beaucoup plus petites, qui ne font point
injectées, qui font tranfparentes. Il eft certain que dans les infectes, dans les poif-
fons, dans les grenouilles, on ne fçauroit,
avec les meilleurs microfcopes, voir de tels
vaiffeaux ; lors même que les liqueurs y
circulent, on n'apperçoit jamais que les
vaiffeaux fanguins.

Tout concourt à faire illufion aux yeux
dans de telles recherches. La blancheur des
vaiffeaux n'eft pas toûjours une preuve
qu'ils foient lymphatiques ; les arteres
fanguines elles-mêmes fe vuident à leurs
extrémités dans les cadavres : elles doivent donc paroître blanchâtres ; lors même

qu'il y a des globules rouges , dans les vaiſſeaux capillaires ces conduits peuvent être
blancs & tranſparens ; on peut donc les confondre avec les arteres de la lymphe ; des filets blanchâtres , des filets mêmes qui paroiſſent ſe détacher des arteres peuvent donc
en impoſer , n'être que des vaiſſeaux ſanguins ſous les apparences des arteres lymphatiques. Ils ſeront encore bien plus difficiles à diſtinguer , s'ils marchent avec des
filets nerveux , avec des fibres muſculeuſes.

Ces faits étant poſés , eſt-il certain qu'on
ait vû les arteres lymphatiques ? Je n'a-
dopte ici les idées d'aucun Ecrivain ; je
ne ſerai que l'hiſtorien des opinions , des
découvertes , des contradictions , des diſputes ; je propoſerai des difficultés ; je ra-
menerai aux ſources ceux qui voudroient
ne pas les reconnoître ; ce ſera au Public à
les juger. 1°. J'expoſerai en général les
idées de Ruiſch ſur les arteres lymphatiques. 2°. J'examinerai les travaux de Nuck
ſur les arteres de l'uvée. 3°. J'ajoûterai à
ces travaux ceux de *Hovius* & de Ruiſch
ſur le même ſujet. 4°. De tout ce détail
je tirerai quelques conſéquences.

Ruiſch n'a pas reconnu les arteres lymphatiques , ſelon M. N. *On ſçait* , dit-il ,
que l'idée de ces arteres ne remonte pas au

commencement de ce siécle, & que le premier Ouvrage où il en soit parlé n'a paru qu'en 1705. C'est l'Ouvrage de *Vieussens*.

Comment ose-t-on avancer une telle proposition ? On n'a qu'à consulter les Ouvrages de ce fameux Anatomiste, je veux dire de Ruisch, ses travaux n'ont eu d'autre objet que de développer les plus petites arteres, les arteres *séreuses*, & d'en marquer le cours. *Vasa chylo-serosa*, dit-il, *sunt arteriæ & venæ, tale liquidum continentes ut in membranis, aliisque partibus exanguibus vulgò dictis, & ideò albicantibus* (a).

Les sécrétions, selon le même Ecrivain, sont l'ouvrage des *arteres séreuses*; dans l'articulation du genou, dit-il, *Materies lubrici hujus linimenti . . . . . . separatur extremis illis arteriolarum finibus . . . . Vascula enim* ARTERIOSO-SEROSA *hîc ita construuntur & ordinantur in suo decursu ut simile alibi non spectemus.*

C'est dans les membranes de l'œil surtout que M. Ruisch a observé les arteres lymphatiques. *Tunica choroïdea, Ruischiana, retiformis, &c. superbiunt myriadibus arteriolarum quæ tamen in homine sano sanguine rubicundo non sunt repleta.*

Que le sang change de couleur dans les extrémités des vaisseaux ; les arteres

(a) Voyez ce qu'il en dit, Epitre XI. pag. 22. 24. Epitre XIII. pag. 31. Fig. 17. Epitre XVI. pag. 9. 10,

ſereuſes, les arteres *lymphatiques* qui ne portent point *de ſang rouge dans l'état naturel,*
& qui contiennent au contraire de la *ſero-
ſité*, ſont des arteres réelles, ſelon cet Ecrivain. Mais voici une ſubtilité à laquelle on
ne s'attendoit pas, elle vous apprendra ce
que c'eſt que l'art d'embrouiller les diſputes.

M. N. remonte d'abord à Avicenne en
parlant des arteres lymphatiques ; c'eſt toûjours un ancien nom cité, cela ſuffit pour
certains Sçavans. D'Avicenne il paſſe par-
deſſus une longue ſuite de ſiécles, & il
vient à *Lewenhoek*, qui n'auroit jamais crû
trouver un témoignage pour lui dans des
ſiécles ſi reculés.

Or quelle reſſource peut-on trouver dans
Lewenhoek, qui, comme l'aſſure M. N. a
*vécu depuis le tems de la découverte de la
circulation ?* Selon *Lewenhoek*, dit-il, *chaque
partie ou globule rouge gênée, preſſée par la
petiteſſe des vaiſſeaux capillaires ſe ſepare en
ſix globules dans leſquels on ne reconnoit plus
de rougeur. L'illuſtre Ruiſch ſe déclare par-
tout en faveur de ce ſentiment.*

Pour quelle raiſon croirez-vous que M. N.
aſſocie Ruiſch à Lewenhoek ? c'eſt parce que
Ruiſch a dit que les arteres de l'*uvée* ne
contiennent pas de *ſang rouge* dans l'état
naturel ; il a donc reconnu, a-t-on dit, les

arteres lymphatiques ; c'étoit l'objection de M. Hunaud ; il falloit répondre à cette objection si preſſante : Or voilà pourquoi M. N. remonte juſqu'à Avicenne , & deſcend juſqu'à Lewenhoek. Il a voulu inſinuer par-là , que Ruiſch étant dans les mêmes idées que cet Ecrivain , a cru *que le ſang blanchiſſoit dans les extrémités des arteres ſanguines* ; qu'il n'a parlé que des extrémités capillaires de ces *arteres*, en parlant des arteres de l'*uvée* ; que par conſéquent il n'y a pas reconnu des arteres lymphatiques , je veux dire des arteres particulieres deſtinées ſeulement à la lymphe , quoiqu'il ait aſſuré qu'*il n'y avoit point de ſang rouge dans les vaiſſeaux de l'uvée.*

Mais pour déterminer les idées de Ruiſch M. N. nous renvoye à Lewenhoek : Or quelles ſont les idées de cet Ecrivain ?

Le ſang rouge paſſe des arteres dans les veines , ſelon Lewenhoek ; les globules changent bien un peu de figure dans ce paſſage , mais ceux qui entrent dans les veines y conſervent leur rougeur , & par conſéquent ne ſe font point diviſés en ſix dans les filieres des arteres. Il eſt donc certain que puiſque les idées de Ruiſch & de Lewenhoek ont été les mêmes , les globules du ſang , ſelon Ruiſch , paſſent dans les veines , ſans ſe décompoſer.

Le sang, il est vrai, se détruit enfin, selon *Lewenhoek*, ou plûtôt il y a des globules rassemblés qui se séparent ; les petits globules séparés ont une masse plus petite que les globules composés. Ruisch qui a été dans les mêmes idées que Lewenhoek a donc reconnu seulement que les globules rouges se détruisent enfin, & qu'ils blanchissent ; mais a-t-il reconnu pour cela que les extrémités des *arteres sanguines* qui s'abouchent avec *leurs veines* ne contenoient qu'un sang *blanchâtre*, un sang dont les globules étoient *décompo-sés* ? Seroit-il dans les mêmes idées que Lewenhoek, s'il avoit été dans une telle opinion ?

M. N. se trahit donc lui-même, en ren-voyant à Lewenhoek. Quel est le sens de ces expressions de Ruisch *in ultimis omnino extremitatibus arteriolarum loco sanguinis rubri, in statu perfectiore & sano laticem chylo-serosum hospitari . . . Sanguis enim rubedinem exuit antequàm viam ad ultimum absolverit ?* Il nous dit seulement, selon les idées de Lewenhoek, que le sang se détruit enfin ; que changé en liquide blanc, il coule *in ultimis omnino extremitatibus arteriolarum,* c'est-à-dire dans les arteres *séreuses* ; qu'avant qu'il arrive à ces arteres il prend une couleur blanche, en se détruisant : Or s'il est te

dan

dans les arteres de l'uvée, selon Ruifch, ces arteres font des arteres *lymphatiques*.

Mais cet Anatomifte a-t-il vû comme M. N. ces vaiffeaux fans le fecours de l'injection? Il eft certain qu'il dit qu'on ne diftingue pas bien les nerfs ciliaires de ces vaiffeaux, lorfqu'ils ne font pas bien injectés : il a donc vû de tels vaiffeaux parmi lefquels les nerfs étoient confondus. Ayant foupçonné qu'il y avoit quelque membrane dans la retine, il a trouvé qu'un lacis de vaiffeaux fubtils formoit les apparences d'un corps membraneux, qui fûrement n'eft pas rouge dans cette partie.

Ruifch n'eft pas le feul qui ait vû comme M. N. les arteres de l'uvée ; Hovius a vû les mêmes vaiffeaux. Ce font, felon lui, des arteres lymphatiques ; Nuck les a décrites avant cet Ecrivain qui a été fon copifte, ou qui a copié la nature après lui. Mais nous ne fçaurions mettre le Lecteur en état de prononcer fur cette difpute, qu'en rapportant fidélement les defcriptions données par ces Ecrivains. Nous commencerons par celles de M. N. & de Nuck.

La carotide interne, dit M. N *fournit un petit tronc qui accompagne le nerf optique ; ce tronc arrivé à l'orbite laiffe échapper de petites arteres qui percent enfuite la fclérotique* .... *Parmi ces arteres, on en voit le plus fouvent deux qui s'avancent entre la sclérotique & la coroïde pour aller former le cercle artériel : ce cercle se trouve dans l'homme entre l'anneau de la coroïde & la circonférence de l'uvée. . . .*

Les troncs extrêmement déliés & nombreux des arteres lymphatiques partent du grand cercle ou de la circonférence de l'uvée, d'où ils vont vers le petit cercle : après une ligne de chemin, ils commencent à produire une quantité prodigieuse de ramifications, qu'on voit placées les unes dessus ou à côté des autres ; à peine laissent-elles quelques espaces fort étroits.

On diroit que l'uvée est entierement formée de ces vaisseaux : les divisions & les subdivisions font avec les troncs dont elles viennent, des angles tournés presque du côté de la prunelle. La plûpart des troncs s'avancent en serpentant vers cette ouverture. J'ai souvent compté depuis le grand jusqu'au petit cercle de l'uvée dix ou douze serpentins qui rendent souvent ONDÉE *la surface de l'iris.*

Quand on a dit que Nuck avoit découvert ces vaisseaux, M. N. a répondu que ce fait est non-seulement faux, mais encore ABSURDE ; puisque l'idée des arteres lymphatiques est postérieure de plusieurs années aux Ecrits de cet Auteur.

Mais le nom ne décide point du fond. Arteres lymphatiques, arteres aqueuses, ces noms reviennent au même. Si Galien avoit

dit que de la carotide interne il vient des
canaux ; que ces canaux percent les tuni-
ques des yeux ; qu'ils se rendent à l'uvée ;
qu'ils y répandent des canaux *serpentins* ;
que ces conduits contiennent une liqueur
aqueuse , cet Ecrivain ne reconnoîtroit pas
dans l'uvée des arteres lymphatiques, quoiqu'il ne leur donnât pas un tel nom.

Or voilà précisément ce que *Nuck* a
découvert ; il avoit observé des conduits
aqueux dans divers animaux. « C'est avec
» beaucoup de difficulté, dit-il, que j'ob-
» servai l'origine de ces conduits. Ce fut
» par hazard, qu'en injectant la tête d'un
» enfant, j'apperçus qu'il étoit entré un
» peu de cire dans ces canaux . . . . Ce
» n'est pas du rameau externe de la caro-
» tide, mais c'est du rameau interne qu'ils
» sortoient . , ... Un rameau qui suit le
» nerf optique se divise en deux troncs qui
» forment deux conduits . . . . Après qu'ils
» ont percé la cornée, ils se répandent sur
» l'uvée. » Il nomme ces vaisseaux serpentins ; il parle de leurs contours, *vinearum ca-*
preolos imitantes.

Les figures sont aussi expressives que
ces termes sont clairs. Dans la quinziéme,
on voit le cercle vasculeux qu'on a nommé
Circulus Nukianus ; on voit ensuite les petits
vaisseaux aqueux qui en partent, & qui se

rendent au bord de la prunelle. Que peut-
on oppofer à des termes fi formels & à
des figures fi exactes ? Pour mettre la vérité dans tout fon jour, examinons les
objections qu'on peut faire contre ce que
nous venons d'établir.

On dira fans doute, que les canaux
aqueux qui, felon Nuck, fortent de la carotide interne, ne font que des arteres fanguines ; que les vaiffeaux qui compofent
le cercle artériel contiennent auffi du fang ;
que Nuck s'eft trompé en prenant ces vaiffeaux pour des conduits aqueux.

Mais il ne s'agit ici que des vaiffeaux
de l'uvée ; ils font véritablement aqueux
ou lymphatiques. De plus, il eft certain
que les canaux de Nuck, les canaux, dis-je,
qui fortent de la carotide, font artériels.
Les vaiffeaux qui forment le cercle font
de la même efpece. Les vaiffeaux *ferpen-
tins* qui fe répandent fur l'uvée font de
même une fuite des arteres : Or ces derniers font véritablement aqueux, felon
Nuck. Voilà donc les arteres lymphatiques découvertes par Nuck. Des arteres
qui fortent des arteres fanguines, peuvent,
felon lui, ne recevoir qu'une humeur
aqueufe : *Propter arteriæ porum*, dit-il,
nonnifi talem humorem admittentem.

Ce n'eft pas l'injection qui a découvert à Nuck de tels vaisseaux ; il les vit d'abord en travaillant avec le scalpel, dit-il, sur la tête d'un poisson. Il vit dans ce poisson les conduits aqueux de l'uvée ; il ne fut embarrassé que sur l'origine des vaisseaux, l'injection la lui montra. Il entra, dit-il, un peu de cire dans les premiers canaux aqueux qui sortent de la carotide. Enfin il ne dit jamais qu'il se soit servi de l'injection pour découvrir ces conduits aqueux.

Hovius, cet Ecrivain que M. N. veut décréditer, parle d'abord des rameaux de la carotide interne qui entrent dans l'orbite avec le nerf optique ; il en poursuit les divisions jusqu'à l'uvée ; il décrit le *cercle* artériel & le *cercle* veineux ; il fait partir du cercle artériel les arteres lymphatiques ; il ramene leurs veines jusqu'au cercle veineux. Les *nevro-lymphatiques* sont, selon lui, de vraies arteres ; il leur donne un tel nom pour exprimer le tissu de leurs membranes & la liqueur qu'ils contiennent, liqueur, qui, selon ses termes, se sépare des vaisseaux sanguins par des vaisseaux qui en sortent, comme les veines lactées sortent des intestins. C'est par deux moyens qu'il a découvert ces deux vaisseaux, par l'injection & par la macération. Qu'on consulte enfin les figures données par cet Ecrivain, on y verra les arteres lymphatiques qui couvrent toute l'uvée.

Tout le livre de Hovius est plein de ces idées : nous en rapporterons quelques traits. Il parle de deux branches artérielles, & il dit : *La seconde pénétre dans l'uvée ; étant arrivée là , elle s'avance dans sa duplicature, elle l'environne conjointement avec la premiere, en formant ensemble un cercle d'où partent plusieurs branches en forme de serpenteaux, elle fournit plusieurs petits vaisseaux . . . qui vont en devant se distribuer à l'uvée. Tous ces petits vaisseaux font des contours* ONDOYANTS . . . *Pendant que le superflu du sang est repris par les veines, une quantité suffisante de liqueur est apportée par les nevro-lymphatiques qui la parcourent en entier ; & lorsque cette humeur a servi à ses usages, elle est reprise par les veines . . . . . . On voit sortir de ce même cercle obliquement & de même que les veines lactées sortent des intestins, des vaisseaux qui ne sont point* ARROSÉS PAR LE SANG, *qui sont* D'UNE AUTRE NATURE, *& qui se déchargent dans la partie intérieure de l'uvée, sçavoir les nevro-lymphatiques. Ces vaisseaux ne portent que l'humeur aqueuse ; ils sortent obliquement de la partie extérieure du cercle artériel.*

Qu'est-ce qu'a dit Heister de ces vaisseaux décrits par Hovius. *Vasa sanguifera minora in oculo, quæ sanguinem non rubrum ;*

non amplius gerunt, sed lymphaticum, dudum
à Ruischio descripta atque delineata, novo
nomine donavit eaque nevro lymphatica ap-
pellavit. Voilà donc Heister qui reconnoît
les arteres lymphatiques. Il croit que quand
Ruisch dit qu'*elles ne portent point de sang*
rouge, il entend qu'elles ne portent qu'un
suc lymphatique.

Mais venons à Ruisch, c'est-à-dire,
à ce qu'il a dit en particulier sur les arteres de l'uvée. Est-il certain qu'il y ait
des arteres lymphatiques ? *Il est faux,*
dit M. N. *que Ruisch ait connu ou soup-*
çonné seulement l'existence des arteres dont
nous parlons. Il est à plus forte raison faux
qu'il ait pensé à faire dessiner ces arteres. Il
n'a jamais eu l'idée de représenter dans l'uvée
d'autres vaisseaux que ceux qui conduisent le
sang.

Il est certain que Ruisch a reconnu le
cercle artériel ; qu'il en déduit des vaisseaux
sans nombre ; que ces vaisseaux couvrent
toute l'uvée ; qu'ils marchent vers la prunelle en serpentant. Il représente ces vaisseaux Fig. 17. & 18. tels qu'ils paroiffent avec le microscope, & dans leur état
naturel. Dans la treiziéme Figure, il montre la tunique Ruischienne jusqu'au petit
cercle de l'uvée. *C'est le petit cercle*, dit-il,
qui n'est privé ni de la tunique Ruischienne,

ni de ses arteres. . . . . . . La coroïde, dit-il, & l'uvée sont des parties continues. Or, ajoûte-t-il, en montrant les arteres de l'uvée, si quelqu'un considere que de si minces membranes, telles que la tunique coroïde, la Ruischienne, la rétiforme, &c. sont parsemées d'une infinité d'arteres, *Myriadibus arteriolarum quæ in homine sano sanguine rubicundo non sunt repletæ.* Ce n'est pas tout, Ruisch dit, comme nous l'avons déja fait remarquer, qu'on ne peut pas distinguer de ces arteres si petites, *les nerfs ciliaires* ; que ces artérioles, qui, comme dans les autres membranes de l'œil, *sanguine rubicundo non sunt repletæ*, & qui sont vuides dans les cadavres, ressemblent aux nerfs. Il a donc vû ces vaisseaux sans injection, ces vaisseaux, dis-je, dont les vaisseaux de l'uvée sont une continuation.

Voilà les piéces sur lesquelles roule toute la dispute : mais il y en a encore d'autres qu'il faut consulter. Valsalva a vû des vaisseaux dans l'iris de la grenouille, *minimas vasorum nigrorum propagines & iridis colores non aliunde pendere quàm à vasorum sanguiferorum complicatione.* Il prétendoit, que si on observoit avec une loupe l'iris d'un homme *vivant*, on y verroit de petits vaisseaux sanguins en forme de réseau, *retis in modum.*

Morgagni, en examinant l'iris dans les yeux de l'homme, y a vû des vaisseaux ou des fibres noires qui marchoient en forme de rayons. Ces fibres, en se joignant & en se séparant, formoient beaucoup d'isles de même que les vaisseaux.

Cet Ecrivain observa des fibres ou des vaisseaux dans un autre œil. En regardant, ajoûte-t-il, à travers l'humeur vitrée, j'ai vû des rayons blanchâtres. Il vit aussi dans l'iris du lievre des fibres blanches ; elles marchoient vers la prunelle, & elles ne paroissoient pas musculaires.

Je ne parle pas ici des rayons de couleur cendrée ou blanchâtre que ce même Ecrivain a observés dans le corps ciliaire des bœufs. Casserius avoit fait la même observation ; & selon ses Tables, ces rayons se prolongent sur la surface postérieure de l'iris. Je ne parle pas non plus des rayons de couleur de chair que M. Morgagni a vûs dans la même partie de l'œil. Enfin je ne dirai rien de ces vaisseaux que Ruisch a vûs dans l'œil, vaisseaux qu'il dit être semblables aux vaisseaux lymphatiques, *lymphaticorum æmula :* mais il n'y a pas vû de valvules.

Après un tel détail examinons la prétendue découverte de M. N. découverte, dit-il modeſtement, la plus importante, après la découverte de la circulation. Il a découvert, dit-il, des arteres lymphatiques dans l'uvée, il les a foumiſes aux yeux.

Mais les extrémités des vaiſſeaux ſanguins ſont inviſibles ſans injection ; le microſcope même ne peut les découvrir ; comment donc avec la ſimple loupe verra-t-on les vaiſſeaux beaucoup plus petits ? comment les verra-t-on reſſemblans à des fils de *coton* ? comment ſuivra-t-on leurs diviſions, comme M. N. nous aſſure qu'il les a ſuivies ?

Ce n'eſt pas tout, il y a des arteres ſanguines dans l'uvée, elle en eſt couverte, on les voit même dans l'homme vivant. Il eſt ſi vrai que ces arteres ſont ſanguines, que l'injection qui paſſe ſi difficilement dans les veines, remplit facilement ces arteres dans les enfans. Voilà donc des arteres ſanguines, nombreuſes, qui ſont mêlées avec les arteres lymphatiques, ſuppoſé qu'il y en ait dans l'uvée.

Outre ces vaiſſeaux ſanguins répandus ſur l'uvée, il y a des fibres muſculeuſes, il y a des filets de nerfs : Or, comment diſtinguera-t-on des arteres lymphatiques parmi les vaiſſeaux ſanguins, parmi les fibres & les nerfs.

Les plus grands Anatomistes n'ont osé prononcer là-dessus. Ce sont, selon M. Morgagni, des *fibres* ou des *vaisseaux*, des canaux semblables à des vaisseaux *sanguins* : leur couleur est blanchâtre, ou grise, ou noire ; c'est-là tout ce qu'il a déterminé là-dessus. Mais supposons que ce soit seulement des vaisseaux, que pourra-t-on conclure de cette supposition ?

La couleur blanche ou grise ne prouve pas que ce soit des arteres lymphatiques ; car les extrémités des arteres sanguines se vuident de sang dans les cadavres. D'ailleurs, dans les dernieres ramifications, la couleur rouge de ce fluide peut disparoître entierement, si les globules n'y sont pas pressés. On pourra donc prendre des arteres sanguines pour des arteres lymphatiques.

Malgré tant de difficultés, *supposons* que M. N. ait vû les arteres lymphatiques : dans ce cas, seroit-il même le premier qui les eût vûes ? Nuck, comme nous l'avons prouvé, a décrit le *cercle artériel* & les vaisseaux *lymphatiques* qui en sortent en serpentant, & se répandent en rayons.

Hovius a confirmé les idées de *Nuck.* Il a observé le cercle artériel, les vaisseaux qui en sortent, qui marchent en rayons vers la prunelle, ces vaiſſeaux qu'il a vûs ſont *aqueux*. Ruiſch a revendiqué ce que Hovius a dit là-deſſus. Les vaiſſeaux que ces Anatomiſtes ont vûs ſont artériels, puiſqu'ils viennent des arteres ; ils ſont *ſéreux*, *aqueux*, &c.

Que deviennent donc les découvertes de M. N. Elles ſont fauſſes ou ne ſont point nouvelles. On peut encore moins compter ſur ce qu'il a dit des artéres lymphatiques de la matrice ; il ne les a point démontrées, & il ne les démontrera jamais. On le défie d'avoir un témoignage de l'Académie aſſemblée ; elle n'aſſurera jamais qu'*elle a vû les arteres lymphatiques de l'uvée ;* que M. N. *a fait la découverte de ces vaiſſeaux, & qu'elle n'appartient qu'à lui ſeul.*

Qu'il me ſoit permis de rendre à M. Vieuſſens ce que M. N. lui refuſe. Il ſemble que ſa réputation ne puiſſe s'élever que ſur les débris des autres. On avoit dit, après M. Friſes, que Vieuſſens avoit parlé le premier des inflammations des arteres lymphatiques ; que cette opinion avoit parû confirmée par les injections de Ruiſch ; qu'elle a été ſaiſie par *Boerrhave*, comme un principe fécond ſur lequel il éleve la doctrine de l'inflammation ; car il eſt certain que

Vieuſſens

Vieuſſens a publié ſon Ouvrage avant que ceux de *Boerrhave* ayent paru.

Pour enlever à Vieuſſens ce qui peut lui donner le titre d'Inventeur, on veut le décréditer. Son Ouvrage ſur les vaiſ-ſeaux eſt regardé par M. N. comme un tiſſu de fictions chimériques. Ruiſch n'en jugeoit pas de même. Il ne reproche à cet Ouvrage que de n'y avoir pas été nommé. Un ſi grand Anatomiſte auroit-il été jaloux d'un tiſſu de fictions chimé-riques ? les auroit-il revendiquées avec amertume dans des Lettres écrites à Vieuſ-ſens ? On ne peut décréditer l'un ſans décréditer l'autre.

De tels écarts ne promettent-ils pas à l'Académie de grandes découvertes ? Il ne tiendroit pas à M. N. que les Ou-vrages de ce Corps illuſtre ne fuſſent remplis de faits faux ou douteux ; que des obſervations connues ne fuſſent tra-veſties en découvertes ; que les travaux des plus grands hommes ne fuſſent flétris par des cenſures injuſtes ; que de petits objets ne fuſſent groſſis pour en impoſer au Public : c'eſt ce qu'on verra dans un Mémoire ſur les cartilages qui ſont dans quelques articulations. Ce qui eſt ancien y eſt donné comme nouveau ; le faux & le vrai y ſont confondus ; des 'idées tri-

G

viales y font expofées fous le nom de
problêmes. Un ancien Ecrivain avoit bien
raifon , quand il difoit : *Sunt Medici
hiftriones qui ex parvis magna faciunt.*

Que peut répondre M. N. à des reproches fi juftes ? Il niera tout fans doute , &
même avec affurance ; mais ne fçait-on pas
qu'il nie les faits , avec la même facilité qu'il
les *fuppofe ?*

Qu'on fe rappelle cet inftrument mer-
veilleux , ce violon à *vent* qu'il a *découvert*
dans la glotte. Ce même violon , lui difois-je
dans ma Lettre , doit fe trouver dans une
ouverture bien différente de la bouche. J'a-
joutois que , fuivant le témoignage de faint
Auguftin , on pouvoit former divers fons &
divers tons par cette *ouverture.*

Mais *je nie formellement le fait ,* dit M. N.
Il eft , s'il faut l'en croire , abfolument faux,
que S. Auguftin ait écrit une telle chofe : là-
deffus, prenant un ton encore plus févere ,
il crie *pieufemnnt* à l'irréligion & à l'impiété.

Cependant voici ce qu'on trouve au liv. 14.
chap. 24. de la Cité de Dieu : *Nonnulli ab*
IMO *fine ullo pudore ,* tam NUMEROSOS *fonitus*
edunt, ut etiam ex illâ, PARTE *cantare videan-*
tur ; &c. Qu'on me pardonne cette digref-
fion , elle montre au moins, que pour croire
M. N. il faut lui demander des preuves.

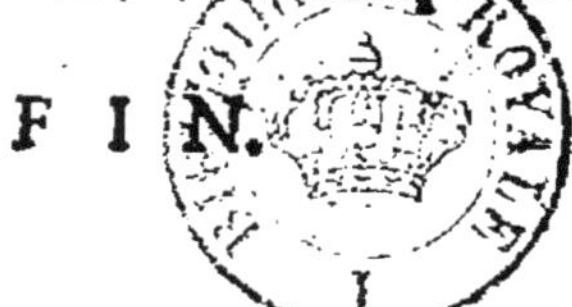

F I N.